실·전·근·골·격·계·질·환

키네시오로지 테이핑

실·전·근·골·격·계·질·환

키네시오로지 테이핑

역자 한 상 완

A Practical Guide to

Kinesiology Taping

John Gibbons

영 문 출 판 사

■ 역자 **한상완**

현) 광주보건대학교 물리치료학과 교수

전) 미국 미주리대학교 교환교수

전) 중국 국가대표 남자필드하키팀 물리치료 컨설턴트

전) 국가대표 필드하키팀 물리치료사

전) 하늘스포츠의학 클리닉 운동재활센터 과장

A Practical Guide to Kinesiology Taping

다음 정보는 일반적인 정보제공 목적으로만 사용하기 위한 것이다. 이 책에 대한 모든 제안을 투여하기 전에 개인은 항상 그들이 건강관리 서비스 제공자로 볼 수 있다. 다음 페이지에 제시된 재료의 응용은 독자의 재량이며, 자신의 책임이다.

실·전·근·골·격·계·질·환

키네시오로지 테이핑

2015년 12월 10일 초판인쇄

2015년 12월 17일 초판발행

지은이 : John Gibbons

역　자 : 한 상 완

발행인 : 박 병 조

발행처 : 도서출판 영문출판사

등　록 : 1987년 12월 21일 제2-419호

주　소 : 서울시 강남구 삼성동 69-1

전　화 : (02) 514-5590, 776-5590

팩　스 : (02) 756-8943

홈페이지 : www.ymsbook.net

E-mail : yeongmunsa@empal.com

정　가 : 18,000원

ISBN 978-89-7224-379-3 98510

※ 파본은 교환해 드립니다.

서 문

나는 처음 영국 육군에서 근무하는 동안 전통적인 스포츠 테이핑 방법을 처음 배웠다. 당시 나는 Arborfield Garrison기지에 있는 정비부대(Royal Electrical and Mechanical Engineers, REME)에서 체력훈련을 담당했다. 1996년 Premier Training 회사의 스포츠 치료과정을 가입하여 스포츠 분야에서 환자 평가, 치료와 재활에 대한 내용을 처음으로 배웠다.

그 과정을 듣는 동안 강사들은 우리가 신체의 특정 부분에 테이프를 적용하여 관절과 근육을 효과적으로 안정화를 만들어 낼 수 있는 방법을 가르치는데 많은 시간을 보냈다. 물론 우리가 사용한 테이프는 주로 산화아연(Z/O)테이프였다. 전통적인 스포츠 테이프유형은 탄력성이 없이 관절가동범위(ROM)를 제한하기 위해 특히, '안정성'에 도움을 주거나 '고정'을 위해 사용되는 테이프였다. 이 테이핑 방법들은 현장에서 일어나는 부상을 방지하는 '예방테이핑' 방법도 배웠다. 탄력 접착붕대(EABs)를 사용하는 다른 테이핑 방법을 배웠다. 탄력 접착 붕대는 이름에서 알 수 있듯 탄성력을 이용하여 손상 후 발생하는 부종의 팽창을 제어하는데 효과적으로 사용할 수 있다. 탄력 접착붕대(EABs) 또한 근긴장과 혈종 압박을 도와줄 뿐 아니라 Z/O테이프를 부착하기 위한 기준점으로 사용되기도 한다.

코스동안 강사들이 우리에게 많은 치료방법들을 가르쳐 주었으며, 특히 내가 좋아하는 치료 방법인 McConnell 테이핑 방법을 소개했다. Jenny McConnell이라는 호주 물리치료사에 의해 개발된 방법으로 특히 이 테이핑 방법은 무릎관절(슬관절, Knee joint)의 무릎뼈(슬개골, Patella)의 방향을 제어 하여 무릎 통증을 감소시키는 방법을 주로 사용한다. 첫 번째로 갈색 의료용 테이프(micropore tape, 일반적으로 leukotape라고 부른다)를 사용하여 피부를 보호한다. leukotape를 이용하여 다시 무릎-넙다리(슬개-대퇴, Patellofemoral Joint)관절에 적용하여 즉각적인 통증 완화를 볼 수 있을 것이다. 테이핑 적용 후, 환자에게 안쪽 넓은근(내측광근, Vastus medialis, VM)로 알려진 넙다리네갈래근(대퇴사두근, Quadriceps)의 약화된 근육을 활성화 시키는 운동을 할 것을 권장한다. 이 근육은 무릎관절의 마지막 폄(신전, Extension) 범위에서 주로 작용한다(스크류 홈 모션의 잠김위치(lock or screw-home mechanism)). 특히 안쪽 넓은빗근(광내사근, Vastus medialis oblique, VMO)으로 알려진 이 근육은 안쪽 넓은근에 부착하여 무릎뼈(슬개골, Patella)의 위치를 제어하는 것으로 생각되며, 슬개대퇴관절(Patellofemoral joint)에 통증과 부종이 있을 때 안쪽 넓은빗근은 매우 빨리 위축이 발생한다. 만약 이 생역학적(biomechanical) 과정이 진행된다면 무릎 통증은 정렬 불량 문제로 인해 지속될 것이다. 그러나 수년 동안 만성 무릎 통증으로 고통 받던 환자는 이 테이핑 방법을 적용함으로써 통증과 증상의 감소를 경험하게 될 것이다.

테이핑 방법이 무릎부위에 관련된 문제에 도움이 될 수 있지만 모든 문제의 해결책이 될 수 없다는 것을 꼭 기억해야한다. 환자의 슬개대퇴관절(Patellofemoral Joint)에 테이핑을 적용할 때, '증상'이 아닌 근본적인 원인을 치료하고 있을 것이다: 특정 테이핑 적용은 환자들에게 고통스러운 증상을 감소시킬 수 있는 희망을 주는 방법이 될 것이다. 환자의 통증이 감소하는 것을 처음 확인 했을 때, 우리는 물리치료 평가를 통해 원인에 따른 치료계획을 세울 수 있다.

실제로 스포츠 코스를 마친 후 영국 Wales에서 가장 높은 Snowdon산에서 훈련도중 처음으로 테이핑 방법을 적용하게 되었다. 산악훈련 중 군인 그룹을 선도하는 병사 한명 발목이 접질리면서 그의 발목 내번염좌(inversion ankle sprain)로 인해 발목 복합체(ankle complex)의 측면인대 염좌가 발생하였다: 잘 알고 있는 앞목말종아리인대(전거비 인대, anterior talofibular ligament, ATFL)와 발꿈치 종아리인대(종비인대, calcaneofibular ligament, CFL). 나는 평가 후 그가 grade 1 염좌를 가지고 있는 것을 확인 하였고, 배낭에 있던 산화아연(Z/O) 테이프를 사용하여 말발굽 유형의 테이핑 기술을 사용하여 발목에 안정성을 제공한 후, 그 군인은 더 이상의 부상부위의 악화 없이 훈련을 마무리 할 수 있었다. 훈련을 끝낸 후 나는 얼음찜질과 함께 환부를 압박하였고, 얼음찜질을 완료 후 부종감소에 도움이 되는 EAB를 사용할 수 있었다.

1997년 영국 육군을 떠나기로 결심하였고 제대 후 Reading College에서 스포츠 물리치료와 스포츠 마사지를 강의를 들을 수 있는 행운을 갖게 되었다. 거기에서 나는 최고의 강의를 받게 되었고, 내가 처음 교육을 받은 Premier Training회사이기도 하다. 최고의 교육을 받는 동안 나는 스포츠 의학의 모든 분야에 대해 많은 것을 배웠고 나는 진정으로 감사하고 소중한 경험을 했던 기간이었다.

물리치료의 다른 분야에 더 많은 지식과 훈련을 원했을 때 나의 이력에 최고의 교육을 듣는 기회가 되었다. 그 후 나는 옥스퍼드에 정골의학 학위를 등록했고 5년 동안 그 분야에 관련해서 공부를 집중했다. 나는 2003년에 정골의사 자격을 얻었고, 정골의학 공부를 하는 동안 꿈꿔왔던 꿈을 추구하기 위해 Premier Training회사를 떠났다. 2002년 나는 옥스퍼드 대학을 기반으로 한 옥스퍼드스포츠 단지 내 스포츠 손상 클리닉(Peak Sporting Performance)을 운영할 수 있는 기회가 되었다. 여기서 운동했던 Roger Bannister는 1954년에 최초로 1분에 4마일을 달리는데 성공한 곳이다. 나는 옥스퍼드에서 클리닉 관리자로 있는 동안 대학 팀의 스포츠 관련 손상을 치료하게 되었고, 뿐만 아니라 매년 조정경기에 참여하는 조정선수들도 치료하게 되었다. 그 결과, 나는 개인적으로 수 천명의 스포츠 관련 부상선수(엘리트 및 영국 국가대표 선수)를 치료하는 계기가 되었다.

몇 년 동안 말그대로 수천명의 환자를 치료했고 나는 오직 1996년에 배웠던 테이핑 방법을 사용했다. 그러나 어느 날 스포츠 테이핑(athletic taping)분야의 레전드를 만날 수 있는 행운이 있었다: Ron O'Neil, 그는 미국에서 선수트레이너자격(ATC)을 받고 미국축구리그 선수를 치료하고 있다. 그는 'PowerFlex'와 'PowerTape'으로 알려진 방법과 이러한 유형의 시스템을 이용하여 몇 가지 놀라운 기술을 보여 주었다. 그는 훈련 별 시작 전에 선수들에게 사용하는 기술들을 설명해 주었고 이것은 게임 전에 사용함으로써 '예방' 조치로 부상 가능성을 줄일 수 있는 방법으로 설명하였다.

이러한 뛰어난 기술을 배운 후 방법들을 내 테이핑 기술에 맞게 구현하여 운동 선수들의 특정 요구사항을 보완해 주었다. 나는 현재 치료 시 주로 정골요법, 침 그리고 연부조직 치료기법들을 주로 사용하고 특별하게 필요하면 테이핑 기술을 적용한다.

나는 1998년부터 물리치료 및 테이핑 분야에서 하루 수천명의 학생들을 가르친다. 특히 치료사에게는 이 스포츠테이핑 기술을 가르칠 때는 '예술 형태(art form)'의 일종으로 보여지는 것을 즐긴다: 예를들어 모든 테이프 스트립을 환자에게 적용할 때는 특별한 이유 때문에 행해진다. 나는 학생들에게 테이핑 기술을 학습하기 전에 항상 기본 조직의 '해부학' 지식이 중요하다고 가르친다: 어떤 구조에 테이핑 방법을 어떻게 적용할지 정확하게 이해해야 하기 때문이다. 테이핑을 적용 한다면 최종적으로 결과를 이루도록 해야 한다: 만약 환자/선수가 만족하지 않는다면 만족할 때 까지 테이핑을 다시 적용해야 한다.

1970년대 초반, 일본의 카이로프랙터 의사인 가세 켄조(Kase Kenzo)가 키네시오로지 테이핑이라는 새로운 유형의 테이핑 시스템을 개발했다. 키네시오로지 테이핑은 오늘날 우리가 알고 있는 테이핑 분야에 혁명으로 알고 있다. 그러나 그 초기에는 키네시오로지 테이핑 방법이 대중화 되기까지는 약간의 시간이 걸렸다. 2000년대 초반 나는 처음 키네시오로지 테이핑에 대해 알게 되었고 그 당시 나는 아무런 감응이 없었다. 그것은 선수들의 몸색깔과 혼합된 것 처럼 보였고 개인적으로 환자들에게 어떠한 영향이 나타나지 않았을 뿐 아니라 위약효과(placebo effect)보다 더욱 효과를 보지 못했다. 키네시오로지 테이핑 방법을 스포츠 손상 클리닉에서 엘리트 운동선수에게 많은 적용과 테이핑 변형 방법을 변형하여 실험하기 까지 많은 시간을 보냈다. 결국 나 자신이 확신을 가지기 전까지 아무런 작용도 일어나지 않았다. 나는 당시 진심으로 말할 수 있는 '내 마음에 내손(my hand on my heart)' 라는 책을 썼다. 내가 키네시오로지 테이핑을 적용한 모든 환자에게 특정 응용 프로그램과 그들에 미치는 영향에 대한 부정적인 의견을 가진 적이 있다.

2012년 런던올림픽 기간 동안은 많은 선수들이 키네시오로지 테이프가 선수들 몸 곳곳에 적용된 것을 볼 수 있었다. 내 주관적인 생각으로 키네시오로지 테이핑은 2012년 런던에서 다른 올림픽 보다 이 방법이 얼마나 대중화 되었는지를 볼 수 있었다. 또한, 이 책을 연구하면서 나는 다양한 스포츠 경기를 보아왔다. 예를 들면 럭비, 테니스, 축구, 육상, 배구, 그리고 운동선수들에게 다양한 테이핑 시스템을 적절하게 사용하고 있다.

몇 년 동안 나는 키네시오로지 테이핑에 대한 책을 쓰고 싶었고 지금은 책을 읽고 소화할 수 있는 현실에 매우 기쁘게 생각한다. 이 책을 쓴 가장 큰 이유는 물리치료사를 돕고 싶었고, 운동선수와 스포츠 환경과 관련 없는 일반인까지 새로운 테이핑 개념을 이해시켜 자신의 치료 도구상자에 키네시오로지 테이핑을 넣고 보조로 활용될 수 있도록하는 것이다.

내가 이 책을 쓰면서 즐거운것 같이 책을 읽는 당신도 즐거웠으면 하는 바램이다.

John Gibbons, 2013

John Gibbons의 물리치료와 키네시오로지테이핑 자격과정에 대한 교육 정보의 자세한 내용을 알고 싶다면 'Bodymaster Method®' 의 웹사이트를 방문하길 바랍니다; www. johngibbonsbodymaster. co. uk

John Gibbons Bodymaster Method®

감사의 글

Lotus 출판사에 Jon Hutchings에게 다시 한 번 나의 열정을 쏟을 수 있도록 도와준 것에 대하여 감사를 표합니다. 그의 지속적인 지지와 가이드에 대해 진심으로 감사를 표합니다.

이 놀라운 테이핑 방법에 창시자인 Dr Kenzo Kase에게 개인적으로 키네시오로지 테이핑 치료분야에 투자한 시간과 노력에 대해서 감사드립니다. 그때 당신과의 특별한 만남이 없었고 당신의 기여가 없었더라면 이 책이 만들어지는 것은 불가능했을 겁니다.

나의 아들인 Thomas Rhys Gibbons가 13살 이였을 때 나는 이 책을 쓰고 있었다, 그가 11살 이였을 때 나는 나의 첫 번째 책을 썼고. 그리고 두 번째는 나의 아들이 12살 때이다. 그리고 아마 내가 네 번째 책을 쓰고 있을 때는 그가 14살이지 않을까 싶다. 추측하건대 시간이 알려줄 것이다. 토마스는 나에게 세상을 의미하고 나는 그가 자라는 것을 보면서 대부분의 시간을 즐기는 중이다. 나는 아들이 나의 업적을 통해 아들 자신의 삶에 멋진 일들을 성취할 수 있도록 동기가 되었으면 한다.

내가 매일 생각하는 어머니와 여동생 그리고 내가 진심으로 나의 성공과 손자가 자라는 모습을 여기서 봤으면 하는 아버지. 저는 당신이 그립고 항상 생각하고 있습니다.

Lan Taylor에게 많은 감사를 표합니다. : 나의 모든 책에 편집장. 나는 이 책과 DVD를 만들기 위해 추가 작업에 대해서 정말 감사를 표합니다. 그가 다시 한 번 환상적인 일을 해냈습니다 ; 특별히 시간을 내어서 모든 사진을 수정하고 DVD를 위해 시각적인 영상을 제공하였습니다.

모델이 되어줬던 나의 약혼자인 Denise Thomas 그리고 그녀의 남동생 Andrew Huddison에게 감사를 드립니다. 데니스는 나랑 많은 시간을 보내고 있는 중이며 지금도 그는 내가 기분이 좋지 않을 때면 응원해주곤 한다. 그녀가 나를 개인적으로 계속해서 격려해 주었으며 이 책을 쓰는 전체적인 과정을 통해 지속적인 보조에 대해 감사에 말씀을 전하고 싶다. 솔직하게 그녀는 약혼이라는 단어에 많이 지루해 하고 있지만 정말·내가 다음 책을 쓰고 있을 때 그녀와의 결혼이 이루져 있을 것이다.

역자 서문

오늘날 우리가 세계대회 또는 올림픽 대회와 같은 주요 스포츠 대회를 TV로 시청할 때 운동선수들이 어깨, 팔꿈치, 무릎 등에 키네지오 테이핑을 한 상태에서 경기하는 장면들을 자주 볼 수 있고 또한 일반인들도 마라톤 대회 또는 배드민턴 대회와 같은 생활체육 대회에 참가할 때 키네지오 테이프를 스스로 붙이거나 테이핑 전문 의료 자원봉사자들의 도움을 받아 키네지오 테이핑을 하고 대회에 참여하고 있다.

키네지오 테이핑은 일반적으로 매우 젊은 사람들부터 노인들까지, 건강한 사람들부터 건강하지 않은 사람들까지 모두 안전하게 사용할 수 있다. 치료적 테이핑방법은 운동선수와 환자들의 재활과정에서 테이핑을 붙이고 근력강화 운동을 실시하거나, 통증 때문에 스트레칭을 할 수 없을 때 도움을 줄 수 있어 스포츠 의학의 한 분야에 포함되어 있다.

키네지오 테이핑의 효과는 약해진 근육을 강하게 만들어 주거나, 긴장되어 있는 근육을 완화시켜주며, 혈액이나 램프액의 순환을 원활하게 만들어 통증을 감소시키는 효과가 있다. 그러나 치료사나 트레이너, 일반인들이 알아야 할 중요한 내용은 키네지오 테이핑을 해서 근력 강화나 통증 감소가 지속적이지 않다는 것이다. 본문에 언급한 내용이지만 키네지오 테이핑은 '독립적인(Stand-Alone)' 치료방법이 아니라, 여러 가지 치료방법을 결합해서 치료할 수 있는 것으로, 예를 들면, 연부조직 치료를 위해 근력강화, 근에너지 기법(Muscle Energy Techniques; METs), 근막이완기술(Myofascial Techniques)과 관절가동술과 같이 결합해서 치료할 때 도움을 줄 수 있는 방법이다.

이 책은 운동선수나 트레이너가 대회나 시합 중에 부상을 예방하거나 재활 치료를 위해 해부학과 스포츠 의학을 바탕으로 한 키네지오 테이핑 방법을 소개한 책이다. 일반인도 일상 생활에서 직접 활용할 수 있는 부위별 테이핑부터 경기나 부상에 따라 쓸 수 있는 여러 가지 테이핑 방법까지 자세하게 설명하였으며, 키네지오 테이핑의 기본적 내용과 신체 부위별 테이핑 방법을 설명과 함께 사진을 통해 쉽게 이해할 수 있도록 했다

책을 번역하면서 원서의 내용에 맞춰 번역할려고 노력했으나, 오역이나 잘못된 단어 사용에 대해서는 앞으로도 독자들의 많은 조언을 기대한다. 마지막으로, 부족한 원고를 꼼꼼히 읽고 정리해 주신 영문출판사 편집부 여러분들께 감사드리며, 인체의 움직임과 관련된 전공자들을 위해서 이 책의 번역을 제안해 주신 영문출판사 박병조 사장님께 감사의 마음을 전하고 싶다. 또한, 공동 역자인 이은상 선생님에게도 감사의 마음을 표합니다.

2015년 11월
역자　한 상 완

약어 목록 (List of Abbreviations)

ACJ (acromioclavicular joint):
봉우리빗장관절(acromioclavicular joint)

AIIS (anterior superior iliac spine):
위앞엉덩뼈가시

ATFL (anterior talofibular ligament):
앞목발종아리인대

BLM (biomechanical lifting mechanism):
생체역학적 들림 기전

CFL (calcaneofibular ligament):
발꿈치종아리인대

EAB (elasticated adhensive bandage):
신축성접착밴드

ECRB (extensor carpi radialis brevis):
짧은노쪽손목폄근

Gmax (gluteus maximus):
큰볼기근

Gmed (gluteus medius):
중간볼기근

ITBFS (iliotibial band friction syndrome):
장경인대마찰증후군

KTM (kinesiology taping method):
키네시오로지테이핑 방법

LCL (lateral collateral ligament):
가쪽곁인대

MCL (medial collateral ligament):
안쪽곁인대

MET (muscle energy technique):
근육에너지기법

MTJ (muscleotendinous junction):
근힘줄 이음부(근건접합부)

MTJs (muscleotendinous junction strain):
근육힘줄 이음부 과긴장(건접합부 좌상)

NSAID (non-steroidal anti-inflammatory drug):
비스테로이드성 소염제

PFPS (patellofemoral pain syndrome):
슬개대퇴통증증후군

PSIS (posterior superior iliac spine):
위뒤엉덩뼈가시

REME (Royal Electrical and Mechanical Engineers): 왕실전기기계 기술자

ROM (range of motion): 관절가동범위

SIJ (sacroiliac joint): 엉치엉덩관절

STJ (subtalar joint): 목말밑관절

VL (vastus lateralis): 가쪽넓은근

VM (vastus medialis): 중간넓은근

VMO (vastus medialis oblique): 안쪽넓은근

Z/O (zinc oxide): 산화아연

일반적으로 사용되어지고 있는 해부학적 용어
(Glossary of Commonly Used Anatomical Terms)

사람의 움직임에 대한 모든 내용은 국제적으로 인정된 기준인 해부학적 자세에서 시작하는 것으로 생각된다. 해부학적 자세는 사람이 정면을 보고 반듯하게 기립한 자세로, 팔은 몸통 옆쪽에 놓고 손가락은 펴하고, 손바닥이 앞쪽으로 향하게 하고: 발은 바닥에 평평하고, 발끝은 약간 가쪽으로 벌려 서있는 자세이다. 해부학적 자세에서, 관절들은 중립자세에 있다고 할 수 있다.

– ㄱ –

가로면 (Transverse plane): 수평면과 같은 의미

가쪽 (외측, Lateral): 중간선에서 떨어져 위치한(안쪽의 반대의미)

감각 (Sensory): 주변부에서 중추신경계로 정보를 전달하는 축삭(운동의 반대의미)

같은쪽 (Ipsilateral): 같은 쪽에

거친면 (조면, Tuberosity): 뼈의 표면으로부터 상대적으로 큰 돌기

결절 (Tubercle): 뼈에 작고 둥근게 올라온

곁 (Para–): 측면 또는 옆을 따라 나란히를 나타내는 접두사

관상면 (Coronal plane): 앞과 뒤부분으로 신체를 나눈 면으로 시상면과 직각인 수직면

관절 (Articulation): 두 개 또는 그 이상의 뼈들 사이의 연합

관절 (Joint): 두 개 또는 그 이상의 뼈가 만나는 곳

구멍 (공, Foramen): 뼈에서 주로 발견할 수 있는 구멍

굽힘 (굴곡, Flexion): 두 개의 배쪽 면이 접근된 결과로 인해 발생하는 관절운동(폄의 반대의미)

근막 (Fascia): 근육주변과 다양한 기관을 감싸고 있는 피부 아래에 있는 결합조직

급성 (Acute): 최근 발병한 질환(시간(hours), 일(days) 또는 주(weeks))

깊은 (Deep): 표면으로부터 멀리(표면의 반대의미)

꼬리 (아래, Caudal): 꼬리방향; 아래

– ㄴ –

날방향 (원심성, Efferent): 중심기관에서 먼쪽으로 신경자극 또는 흐름을 전달(들방향의 반대의미)

– ㄷ –

닿는곳 (정지점, Insertion): 뼈에 근육, 힘줄 또는 널힘줄이 부착되는 부위

돌림 (회전, Rotation): 고정된 축을 중심으로 움직임

뒤 (Retro–): 뒤 를 나타내는 접두사

뒤 (후방, Posterior): 신체의 등쪽면 또는 뒤와 관련(앞의 반대의미)

들방향 (구심성, Afferent): 기관 또는 구역에서 중심기관으로 신경자극 또는 흐름을 전달(날방향의 반대의미)

등쪽 (Dorsal): 뒤부분 또는 등쪽과 관련

– ㅁ –

마찰 (Friction): 조직을 뜨겁게 만들기 위해 앞뒤로 움직이는 동작(손가락 또는 다른 것을 이용해서)

만성 (Chronic): 오래 지속(2주 또는 그 이상)

머리 (Cranial): 머리뼈/ 머리 방향 관련

머리쪽에 (위, Cephalad): 머리방향; 위

먼쪽 (원위, Disital): 구조의 시작점에서 먼쪽(몸쪽의 반대의미)

모음 (내전, Adduction): 중심선쪽으로 향하는 움직임(또는 벌림에서 되돌아오는 움직임)

몸쪽 (근위, Proximal): 팔다리의 부착점 또는 신체의 중심에 가까운 쪽(먼쪽의 반대의미)

– ㅂ –

바깥굽은 자세 (외반, Valgus position): 상지와 하지의 분절의 배열과 관련. 먼쪽뼈가 몸쪽뼈에 비해 벌림된 자세.

바로누운 (앙와위, Supine): 배쪽면이 위로 향하게 하는 신체의 자세(엎드림의 반대의미)

반대쪽 (Contralatera): 반대편 쪽

발바닥 (Plantar): 발의 발바닥

배쪽 (Ventral): 신체의 앞부분과 관련(등쪽의 반대의미)

벌림 (외전, Abduction): 중심선에서 멀리 떨어져가는 움직임(또는 모음에서 되돌아오는 움직임)

부착 (Adhesions): 섬유모세포 형성은 파열 또는 염증에 의한 아교섬유의 붕괴, 고정 또는 수술 후의 결과에 의해 발생

– ㅅ –

손바닥 (Palmar): 손의 앞쪽 면

수평면 (Horizontal plane): 신체의 장축에서 직각인 가로면

시상면 (Sagittal plane): 신체를 우측 및 좌측부분으로 나눠 앞뒤 방향으로 연장되는 수직면

신경절 (Ganglion): 뇌 또는 척수 밖에 위치하고 있는 신경세포체의 집합체

– ㅇ –

아래 (하, Inferior): 머리에서 멀리 떨어져 있거나 또는 밑

안굽은 자세 (내반, Varus position): 상지와 하지의 분절의 배열과 관련. 먼쪽뼈가 몸쪽뼈에 비해 모음된 자세.

안쪽 (내측, Medial): 신체의 중간선 또는 기관에서 가깝게 위치한(가쪽의 반대의미)

앞 (전, Anterior): 신체의 앞쪽(뒤의 반대의미)

앞기울임 (전방경사, Anterior tilt): 허리척주앞굽음의 증가에 앞골반의 머리쪽부분이 앞쪽으로 움직임널힘줄(건막, Aponeurosis): 근육과 부착된 근육사이의 연결 역할을 하는 아교질 다발의 얇은 섬유

얼기 (총, Plexus): 신경 또는 혈관의 네트워크

엎드림 (복와위, Prone): 배쪽면이 아래로 향하게 하는 신체의 자세(바로누운의 반대의미)

오목 (와, Fossa): 오목하거나 또는 오목하게 들어간 곳

운동 (Motor): 중추신경계에서 근육 또는 샘(glands)에 움직임이나 또는 분비를 생산하는 곳에 신경을 전달하는 축삭(감각의 반대의미)

위 (Superior): 머리에 가깝거나 또는 위

이마면 (Frontal plane): 관상면과 같은 의미

인대 (Ligament): 두 개 또는 그 이상의 뼈를 연결해주는 섬유성결합조직의 띠

– ㅈ –

정중 (Median): 중앙에 위치, 신체의 중간에 위치한

주위 (Peri–): 물체의 주변 또는 둘러싸인

중간 (Intermediate): 두 개의 구조물 사이

– ㅊ –

척추앞 (Prevertebral): 척추 또는 척추기둥의 앞부분

촉진 (Palpation): 누르거나 또는 만져서 검사하는 법

– ㅋ –

큰돌기 (대전자, Greater trochanter): 가쪽 넙다리뼈의 가장 위부분에 있는 넓고 편평한 돌기

– ㅍ –

폄 (신전, Extension): 두 개의 배쪽 면이 분리된 결과로 인해 발생하는 관절운동(굽힘의 반대의미)

표면 (Superficial): 표면 근처 또는 위(깊은의 반대의미)

피부분절 (Dermatome): 하나의 척수신경에 의해 지배되는 피부영역

– ㅎ –

해부학적 자세 (Anatomical position): 신체가 기립한 자세에서 팔과 손이 앞으로 향한 자세

힘줄 (건, Tendon): 뼈에 근육이 부착하기위한 치밀결합조직의 섬유밴드

키네시오로지 테이핑 개요

1

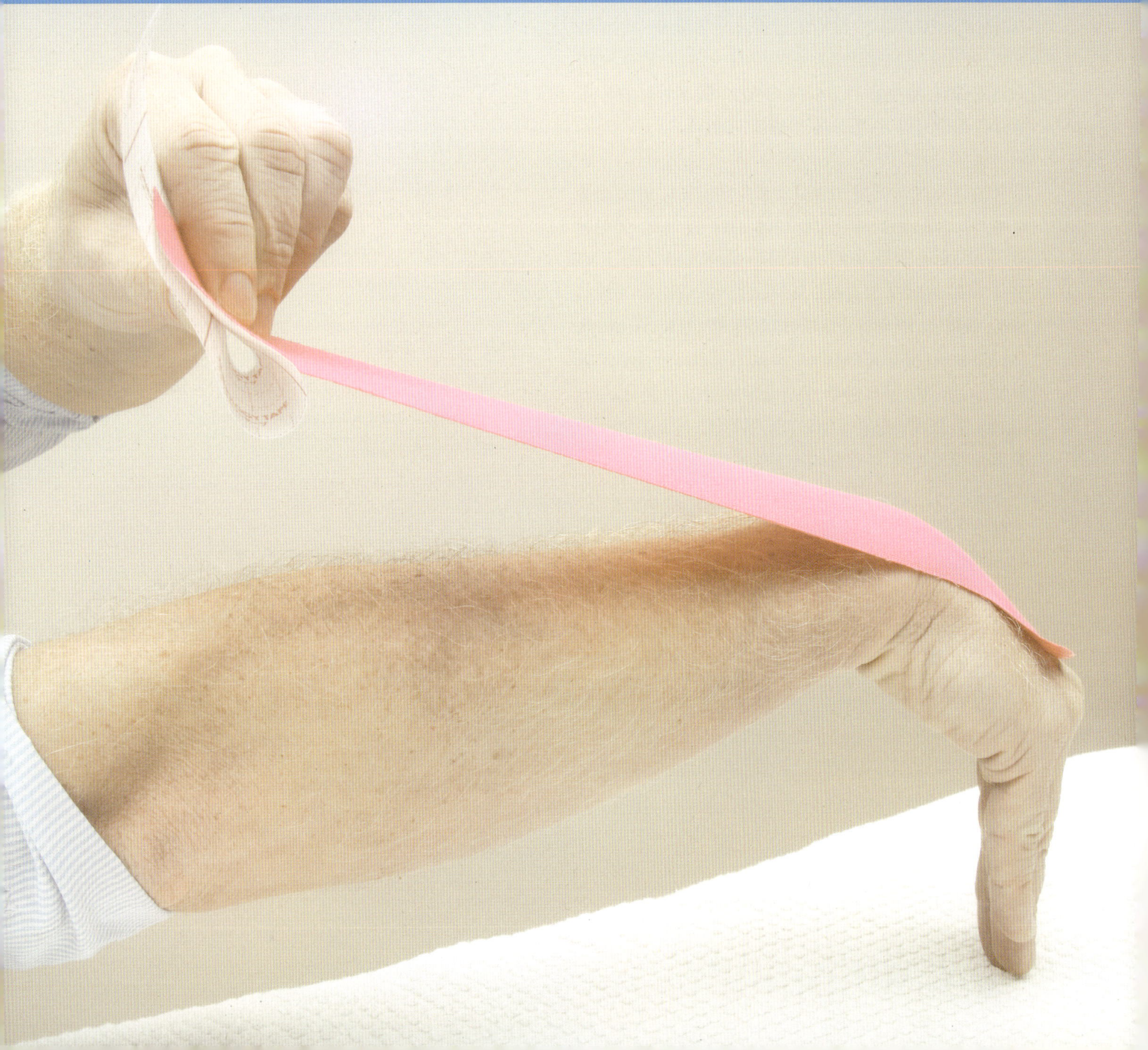

소개 (Introduction)

물리치료사 또는 선수트레이너들은 스포츠손상과 관련된 평가, 치료와 재활을 포함하며, 환자의 허리와 목통증을 해결하기 위해 테이핑 방법이 필요할 수 있다.

키네시오로지 테이핑은 스포츠의학 분야에서 전문적 분야로 분류되고 있다. 이 밝은 색깔의 테이프는 이제 전 세계 모든 주요 스포츠 대회에서 아주 흔히 볼 수 있는 광경이며, 레저활동이나 야외활동하면서도 볼 수 있다. 그러므로 치료사들은 테이핑 방법을 완벽하게 숙달해야 한다. 치료사들은 상대적으로 배우기 쉽고, 특별한 방법으로 통증과 부기를 감소시킬 수 있으며, 운동선수의 수행력을 향상시킬 수 있도록 적용할 수 있다.

이 책은 독자들에게 키네시오로지 테이프를 언제 적용하며, 왜 적용해야 하는지에 대해 보다 더 쉽게 이해할 수 있게 했다. 가장 흔히 발생하는 50여개의 스포츠 손상에 대해 어떻게 효과적으로 치료할 수 있는지, 과학적으로 증명된 키네시오로지 테이핑 방법(Kinsiology Taping Methods; KTMs)의 적용과 물리치료실에서 환자와 운동 선수들이 자주 발생하는 손상인 요통(Lower Back)과 엉치엉덩관절(SIJ)과 목뼈(Cervical Spine) 통증과 같이 신체 부위별 치료지침을 포함한다.

키네시오로지 테이프 방법은 신체 부위에 맞게 적용하는 방법을 설명할 것이다.

발바닥의 통증 (Plantar surface of the foot pain)
- 발바닥 근막염 (족저근막염, Plantar Fasciitis): 몸쪽과 먼쪽 통증 (proximal and distal pain)
- 발뒤꿈치 뼈돌기 (종골극, Heel spur)
- 지방 패드 증후군 (Fat pad syndrome)

발목 안쪽번짐 삠
(발목 내번염좌, Ankle inversion sprain)
- 가쪽 인대 (Lateral ligament)
- 종아리근육 (Peroneal muscles)

아킬레스 힘줄염 (Achilles tendinopathy)

종아리근육 긴장 / 근힘줄 이음부 과긴장긴장
(Calf strain/근건접합부 좌상, Musculotendinous junction(MTJ) stain)
- 장딴지근육 (Gastrocnemius)
- 가자미근 (Soleus)

안쪽 정강이 통증 (Medial shin pain)
- 안쪽 정강이 스트레스 증후군; 정강이 덧대 (Medial tibial stress syndrome; shin splints)
- 뼈막염 (Periostitis)
- 후방구획증후군 (Posterior compartment syndrome)

앞쪽 정강이 통증 (Anterior shin pain)
- 앞 정강이 힘줄염 (Anterior tibialis tendinopathy)
- 전방구획증후군 (Anterior compartment syndrome)

일반적 무릎 통증 (General knee pain)

무릎 전체 테이핑 (Full knee taping for)
- 무릎뼈넙다리통증 증후군 (Patellofemoral pain syndrome)
- 무릎뼈 힘줄병 (Patellar tendinopathy)

• 오스굿슐라터병 또는 정강뼈거친면뼈연골증 (Osgood-Schlatter' s disease)

가쪽 무릎 통증 (Lateral knee pain)
- 장경인대 마찰증후군 (Iliotibial band fricition syndrome)
- 가쪽 곁인대 삠 (Lateral collateral ligament(LCL) sprain)
- 가쪽 반달연골 통증 (Lateral meniscus pain)

안쪽 무릎 통증 (Medial knee pain)
- 안쪽 곁인대 삠 (Medial collateral ligament(MCL) sprain)
- 안쪽 반달연골 통증 (Medial meniscus pain)

넙다리뒤근육; 일반적인 통증/피로 (Hamstring: generalised pain/fatigue)

넙다리뒤근육 긴장 (Hamstring strain):
- 안쪽 긴장 (Medial strain): 반힘줄근 (Semitendinosus)과 반막근 (Semimembranous)
- 가쪽 긴장 (Lateral strain): 넙다리두갈래근 (Biceps femoris)

넙다리 곧은근 (Rectus femoris) **과 넙다리네갈래근 긴장** (Quadriceps strain)

모음근 긴장 (Adductor strain)

볼기근과 궁둥구멍근 통증 (Gluteal and piriformis pain)

허리 통증 (Lower back pain):
- 허리뼈 병리 (Lumbar spine pathology)
- 후관절 증후군 (Facet joint syndrome)
- 허리원반 병리 (Disc pathology)
- 엉덩허리인대 삠 (Iliolumbar ligament sprain)
- 뭇갈래근 긴장 (Multifidus strain)

엉치엉덩관절 기능이상 (Sacroiliac joint(SIJ) dysfunction)

갈비뼈/갈비사이 통증 (Rib/intercostal pain)

중간 가슴 통증 (Mid-thoracic pain)
- 마름모근 (Rhomboid)
- 아래 세모근 (Lower trapezius)

뒤쪽 목 통증 (Posterior cervical pain)
- 후관절 (Facet joint)
- 목근육 (Cervical muscles)
- 목 원반 통증 (Cervical disc pain)

가쪽 목 통증 (Lateral cervical spine)
- 어깨올림근 (Levator scapulae)
- 위 세모근 긴장 (Upper trapezius strain)

어깨 통증 (Shoulder pain)
- 가시위근의 돌림근띠 건염 (Rotator cuff tendinopathy of supraspinatus)
- 봉우리밑 활액낭염 (Subacromial bursitis)
- 가시아래근 (Infraspinatus)

견봉쇄골관절 염좌 (Acromioclavicular joint(ACJ) sprain)

이두근 건염 (Biceps tendinopathy): **긴머리 와 짧은머리근육** (long and short head)

가쪽 팔꿈치 통증 (Lateral elbow pain)
- 외측 상과염(테니스 엘보우) (Lateral epicondylitis(tennis elbow))

안쪽 팔꿈치 통증 (Medial elbow pain)
- 내측 상과염(골퍼스 엘보우) (Medial epicondylitis(golfer' s elbow))
- 자신경(척골신경, Ulnar nerve)

아래팔과 손목 통증 (Forearm and wrist pain)
- 수근관증후군 (Carpal tunnel syndrome)
- 정중신경 (Median nerve)
- 건초염 (Tenosynovitis)

손목통증 (Wrist pain)
- 디 꾸아배인스 건초염 (De Quervain' s tendinosis)
- 교차증후군 (Intersection syndrome)

키네시오로지 테이핑의 부종 조절
(Kinesiology taping to control oedema)
- 발목 부종 (Ankle oedema)
- 무릎 부종 (Knee oedema)
- 넙다리네갈래근/혈종/부종 (Quadriceps/haematoma/oedema)
- 아래팔/구획증후군/부종 (Foream/compartment syndrome/oedema)
- 어깨 부종 (Shoulder oedema)

키네시오로지 테이핑의 역사 (History of Kinesiology Taping)

1970년대 일본의 카이로프랙터 의사인 가세 켄조(Kase Kenzo)가 독특한 테이프를 이용하기 시작하여 새로운 스포츠 테이프 형태로 발전되어왔다. 그는 전형적인 스포츠 테이핑과 비교해 산화아연 테이핑(Zinc Oxide; Z/O)방법과 같이 새로운 형태의 테이핑 방법을 발전시켜왔다. 그는 전형적인 스포츠 테이핑방법이 근육과 관절을 지지해주지만, 가끔씩 관절가동범위를 제한할 수 있으며, 이 특정한 테이핑 방법의 적용은 자연치유 과정을 잠재적으로 억제하거나 제한할 수 있다고 느꼈다. 많은 연구 후에 가세 겐조 박사는 키네시오로지 테이핑(Kinesio Taping) 방법과 키네시오로지 텍스(Kinsio Tex) 테이프를 발전시켰다. 테이핑 방법은 자연적으로 림프배출을 촉진시켜 손상된 조직에 치유를 도와주고, 관절가동범위에 제한을 주지 않고 관절과 근육들을 지지해주는 역할을 한다. 키네시오로지 테이핑은 58개국에 50,000롤을 기부하여, 1988년 서울올림픽 경기에서 볼 수 있었으며, 세계적인 운동선수들을 통하여 테이핑 제품이 많은 사람들에게 노출되어 홍보되었다.

키네시오로지 테이핑 방법 (Kinesiology Taping Method; KTM)

키네시오로지 테이핑 방법은 여러 가지 치료 방법 중 또 다른 도구로써 손상이 있을 때 운동선수 또는 일반인에게 효과적 치료방법으로 이용할 수 있다. 키네시오로지 테이핑은 병원 또는 운동장 옆, 탈의실에서 편안하게 운동선수에게 치료방법으로 적용할 수 있다. 또한 등산 중에 통증이 발생할 때 적용할 수 있다.

키네시오로지 테이핑은 '독립적인(Stand-Alone)' 치료방법이 아니라, 물리치료와 같이 여러 가지 치료방법을 결합해서 치료할 수 있는 것으로, 예를 들면, 연부조직 치료를 위해 근에너지 기법(Muscle Energy Techniques; METs), 근막이완기술(Myofascial Techniques)과 관절가동술과 같이 결합해서 치료할 수 있다. 테이핑치료 체계는 실제적으로 적용하는 방법을 이해되었을 때 환자와 운동선수들의 전반적인 치료를 지원하기 위해 치료 프로토콜의 보조방법으로 제공할 수 있다.

키네시오로지 테이핑과 전형적인 스포츠 테이핑과 비교 (Comparison of Kinesiology Tape vs Conventional Athletic Tape)

대부분의 스포츠 테이프는 탄력성이 없거나 또는 적다. 그러나 키네시오로지 테이프는 탄력성이 있어 실제 크기보다 120-180%까지 늘릴 수 있다. 또한 키네시오로지 테이프의 두께와 탄력성은 실제 사람의 피부와 유사하다.

탄력성이 없는 스포츠 테이핑을 손상부위에 적용했을 때 테이프의 강직성(rigidity) 때문에 과도한 움직임을 예방할 수 있으나, 제한의 원인이 될 수도 있다. 이것은 심각한 부상을 입었을 때 고정은 추가적인 손상을 예방하기 위해 필요하다. 대부분의 손상은 완전한 고정을 요구하지 않아서, 키네시오로지 테이프의 유연성을 이용하여 고정할 수 있다. 키네시오로지 테이핑은 스포츠 테이핑과 다르게, 관절가동을 통증 없는 범위에서 안전하게 할 수 있으며, 관절과 근육 손상에 도움을 제공할 수 있다. 이것은 경미한 스포츠 손상부터 중간단계의 스포츠 손상뿐만 아니라, 환자와 운동선수들이 요통과 목 통증에서 회복하는 동안 지속적인 훈련 또는 경기에 참여할 수 있다.

전형적인 스포츠 테이핑을 적용할 때 순환에 문제가 발생할 수 있으며, 추가로 운동 및 시합 후에 테이프를 제거해야하는 문제가 있다. 키네시오로지 테이프는 다른 한편으로, 며 칠 동안 붙이고 있을 수 있으며, 치료적 효과와 도움을 줄 수 있다. 또한, 이 테이프는 손상 관절의 제한 또는 조직 밑에서 아무런 문제가 발생하지 않는다. 다른 효과는 키네시오로지 테이프를 제거하면 전형적인 스포츠 테이핑 제품에 비해 접착제의 잔존물인 끈적거림이 거의 남아있지 않는다.

키네시오로지 테이프는 전형적인 스포츠 테이프보다 얇고 신장성이 좋으며, 길이는 늘어나지만, 폭은 늘어나지 않는 것과 같은 '단방향' 으로 설계되었다. 키네시오로지 테이프를 생산하는 회사들은 사람의 피부 신장성과 테이프의 신장성이 거의 비슷하기 때문에 신장성이 중요하다고 주장한다(비록 각 회사들이 주장하는 테이프의 신장성이 약간의 차이가 있다 : Rocktape®는 테이프의 신장성이 대략 180% 늘어나며, K Tape®는 테이프의 신장성이 대략 140% 늘어난다고 주장한다).

키네시오로지 테이핑과 다른 스포츠 테이핑과 가장 큰 차이는 적용방법이 특별하게 차이가 있는 것이다. 전형적인 스포츠 테이핑은 안정성을 증가시키기 위해 손상

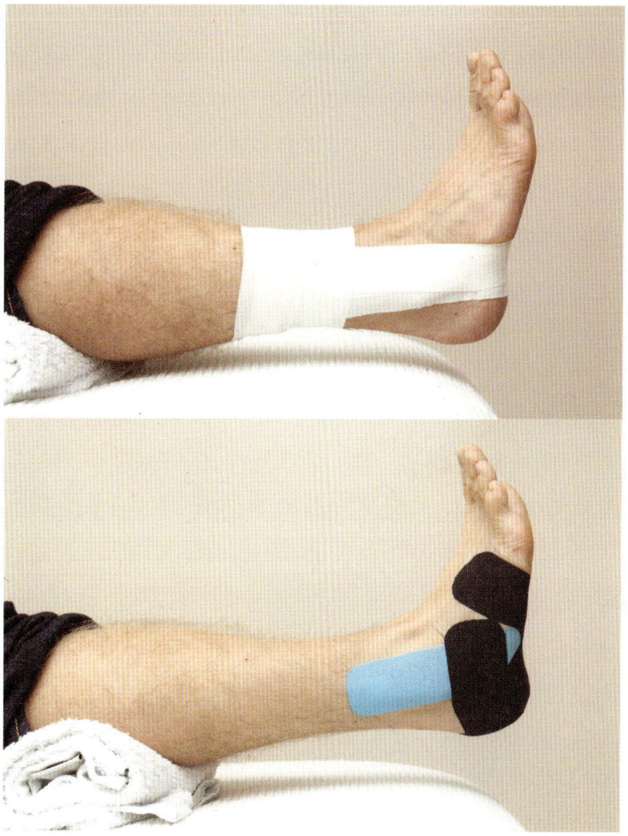

그림 1.1 키네시오로지 테이핑과 전형적인 스포츠 테이핑의 비교

부위 주변을 단단히 감싸거나 어떤 경우에는 스포츠 테이핑을 이용하여 움직이지 않도록 고정 할 수도 있다. 그러나, 키네시오로지 테이핑은 근육 및 관련된 관절 주변의 윤곽을 따라 적용할 수 있으며, 적용 목적에 따라 키네시오로지 테이프의 신장성을 다르게 할 수 있다.

테이프 접착 (Tape Adhesion)

일반적으로 말하면, 스포츠 테이프들(Athletic Tapes)은 직접 피부에 적용하는 경향이 있고, 이것을 일반적으로 산화아연(Z/O; Zine/Oxide) 접착제를 이용하고 있으며, 테이프를 제거한 후에도 피부에 접착제의 잔존물들이 남아있다. 추가로, 일부 환자들은 테이핑에 대한 부작용 반응을 갖는 것으로 알려져 있다. 대부분의 키네시오로지 테이프 제품은 현재 시장에서 구입할 수 있는 독특한 아크릴 접착제이며, 보통 라텍스 프리(Latex Free)로 저자극성이다. 아크릴 접착제는 전형적인 스포츠 테이프 접착제보다 피부에 좀더 부드러우며, 피부 자극이나 손상이 드물게 나타난다. 이것은 피부 손상을 예방하기 위해 프리 랩(pre-wrap)이나 언더 랩(under-wrap)이 필요 없으며, 신체의 어떤 부위든지 직접 피부에 키네시오로지 테이프를 붙힐 수 있다.

아크릴 접착제는 일반적으로 키네시오로지 테이프 뒤에 적용하며, 접착제 도포한 부위한 도포하지 않은 부위를 물결 같은 패턴으로 적용하며, 습기(moisture)가 있으면 테이프를 더욱 쉽게 떼어낼 수 있다. 또한, 키네시오로지 테이프는 샤워나 수영하는 동안 편안하게 붙이고 있을 수 있으며, 면직물(cotton fabric)은 빨리 건조된다. 마른 수건으로 빠르게 두드리거나 빠르게 문지르면 피부를 자극하는 습기 제거와 세균이 발생하는 것을 방지할 수 있다.

더 중요한 것은, 접착제를 물결 같은 패턴으로 도포한 것이 키네시오로지 테이프를 붙힌 피부조직 아래에서 압력 차이가 나타난다. 이 이론은 테이프가 통증수용체(통각수용기)와 혈관 및 림프계의 상호작용에 의해 통증 완화 및 염증을 감소시키는데 도움을 준다.

키네시오로지 테이프 유형 (Types of Kinesiology Tape)

키네시오로지 테이프는 다양한 유형의 제품이 있으며, 이 책을 쓰는 2014년에 약 60여 종류의 키네시오로지 테이프가 판매되고 있다.

키네시오로지 테이프의 올바른 선택 (How to Choose the Right Type of Kinesiology Tape)

나는 키네시오로지 테이프의 최고 브랜드 품질검사와 보다 쉽고 싸게 이용할 수 있는 방법들을 알아보고자 다양한 방법들을 시도해봤다. 나와 동료들은 옥스퍼드대학의 스포츠손상 클리닉(sport injury clinic for the University of Oxford)에서 엘리트 운동선수들과 일반인 환자들을 대상으로 최고 브랜드 제품을 가지고 실험을 했었다. 테이프의 신장력, 느낌, 접착제 품질 등 다양한 검사를 통해 더 품질이 좋은 키네시오로지 테이프 제품 선택하였다. 당신이 좋아하는 테이프를 가지고 몇 번 시도해보세요.

나는 Rocktape®회사 제품의 키네시오로지 테이프를 주로 이용하고 있다(나는 이 제품이 키네시오로지 테이프 분야에서 대표할 수 있는 제품 중 하나라고 생각한다). 이 회사에서는 테이프의 두 가지의 기본적인 요소가 있다고 언급하였다: 싸고 질 좋은 테이프(cheap and good tape). Rocktape®회사는 환자들에게는 값싼 테이프는 피해야 한다고 권장하고 있다. 그 이유는 고품질 테이프 보다 빨리 떨어지고 닳게 된다고 한다. 피부자극에 대한 연구에서도 또한 값싼 테이프가 더 자주 발생한다고 보고 되었다. Rocktape®회사에서 제안한 것과 같이, 나는 개인적으로 저렴하고 덜 알려진 제품들을 사용하지 않는 것이 좋다고 생각한다.

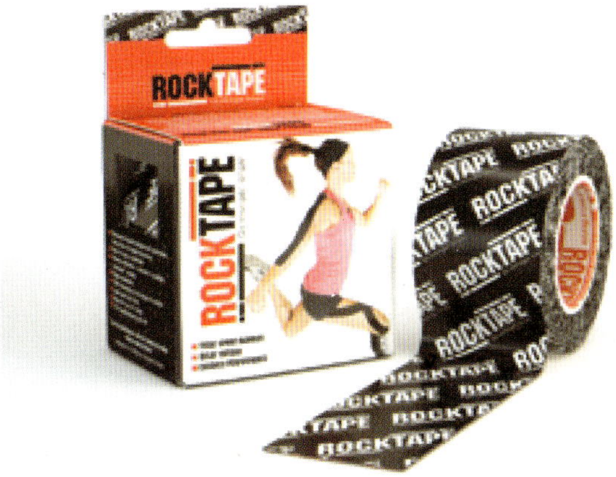

그림 1. 2 락 테이프(Rocktape®)

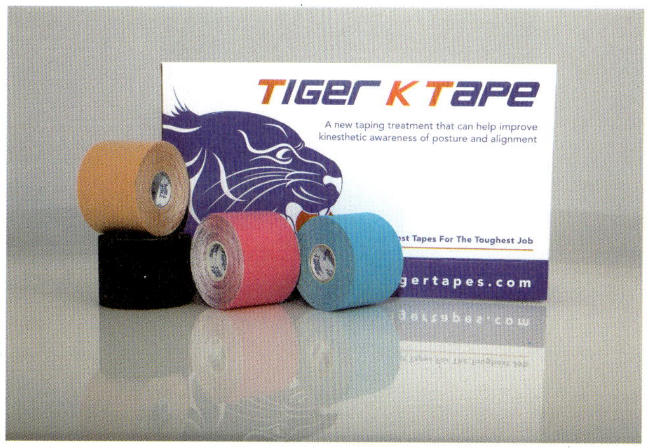

그림 1.3 Tiger K Tape

저자의 개인적인 권장 (Personal Recommendations)

Rocktape®회사는 내가 매우 추천하는 회사입니다. 그리고 나는 운동선수들과 다른 환자들에게 많은 시간동안 이 제품을 사용하였습니다. 키네시오로지 테이프는 의료소모품 시장에서 다양한 형태의 제품들이 있다. 나는 키네시오로지 테이프의 효과를 반감시키지 않으면서, 파격적인 색깔과 다양한 디자인들을 매우 좋아한다.

그러나, 나는 타이거 K®로 불리워지는 제품을 수년간 지속적으로 사용해 왔다(옥스퍼드 대학병원과 선수트레이너들을 대상으로 키네시오로지 테이핑에 대해 강의할 때). 나는 또한 이 책의 그림 사진과 비디오 뿐만 아니라 책에 첨부된 DVD도 같은 제품을 이용하였다.

타이거 T 테이프®의 일부 기능(5cm×5cm):

- 100% 면, 3% 탄성섬유, 10% 중합물과 15% 아세트산 에틸.
- 대한민국에서 생산
- 인공접착물 제거(Latex free)
- 170–180% 늘어남
- 저자극성(Hypoallergenic)
- 방수(Water resistant)
- 피부가 숨을 쉴 수 있다.
- 매우 탄력성이 있고, 몸의 외형에 맞게 할 수 있다.
- 테이프의 무게와 두께는 사람의 피부와 유사하게 제조되었다.
- 쉽게 견딜 수 있고, 매우 적은 금기증을 가지고 있다.
- 근육과 관절의 가동범위를 제한된 동작없이 사용(전형적인 스포츠테이프의 경우 제한된 움직임이 나타나는 것을 볼 수 있다)
- 탄성 속성(elastic properties)은 근육의 피로 감소와 도움을 제공
- 림프배출의 흐름을 원활하게 도와준다.
- 재-적용하지 않고 3–5일 동안 붙이고 있을 수 있다.
- 효과적인 환자 관리, 예를 들면 1롤에 환자 10–12명 적용할 수 있다.

(타이거 K테이프®에 대한 정보는 책을 저술할 때에 공급업체의 제공에 의한 것이다.)

키네시오로지 테이핑은 어떻게 작용하는가? (How Does Kinesiology Taping Work?)

인체에서 외상 또는 손상이 발생하면 인체는 염증반응을 인지하고 자연방어체계가 시작한다(그림 1.4). 이 염증반응의 가장 대표적인 징후는: 관절가동범위의 제한뿐

만 아니라 통증, 부기, 열과 발적이 나타난다.

키네시오로지 테이핑은 임상적으로 몸감각 계통(somato sensory system) 내에서 서로 다른 수용체들이 염증과정에 자연적으로 반응할 수 있도록 도움을 주는 것으로 나타났다. 키네시오로지 테이핑의 정확한 적용은 통증을 경감시키고 피부를 미시적으로(microscopically) 들어 올려 림프배출을 촉진시키는데 도움을 준다. 피부를 미시적으로 들어 올리는 효과는 피부의 굴곡된 모양을 만들어 도움을 주어 피부아래 조직사이의 공간을 증가시켜 손상부위의 염증과정을 감소시켜준다(그림 1.5(a, b)).

그림 1.5a에서 보는바와 같이, 손상에 의해 신경 끝부분, 림프혈관과 혈관에 '압박'을 받은 상태이다. 어떤 유형의 손상이든 염증의 원인이 되며, 앞에 설명한 바와 같이, 자연적인 과정은 부기를 발생시킬 수 있다. 예를 들면, 부기의 일반적인 형태는 혈종(haematoma)이며, 지속적인 압력이 조직내에서 발생할 수 있다. 이 자연적인 발생과정에서 증가된 압력은 연부조직내에서 만들어지며, 통증과 통각수용기(통증 수용체)에 자극이 시작되는 것을 인식할 수 있다. '부기는 압력의 원인이며 압력은 통증의 원인으로; 우리는 압력을 감소시키면 통증이 감소하는것을 알고, 키네시오로지 테이핑 방법은 연부조직 내에 있는 압력을 감소시키기 위해 이용될 수 있다' 이 이론은 저자의 키네시오로지 테이핑 강의 중에 자주 인용되고 있다. 또한 얼음 찜질(ice packs)과 비스테이로드성 소염진통제(NSAIDs)와 같은 치료방법과 키네시오로지 테이핑을 같이 이용할 수 있다.

앞서 언급 한 바와 같이, 키네시오로지 테이프는 피부에 적용할 때 표피의 '주름(convolution)' 또는 '들어올림(lifting)' 하는 원인이 된다. 이러한 이론은 카코비안코(Capobianco)와 반 덴 드리(van den Dries)(2009)의 저서인 파워 테이핑(Power Taping)에서 논의 되었으며, 피부의 들어올림(lifting)은 생체역학적 들어올림(biomechanical lifting mechanism; BLM)로 불린다. 그들은 저서에 다음과 같이 서술하였다. '생체역학적 들어올림은 피부를 미시적으로 들어올려, 유체가 보다 더 자유롭게 이동할 수 있다. 이것은 손상부위에서 혈액의

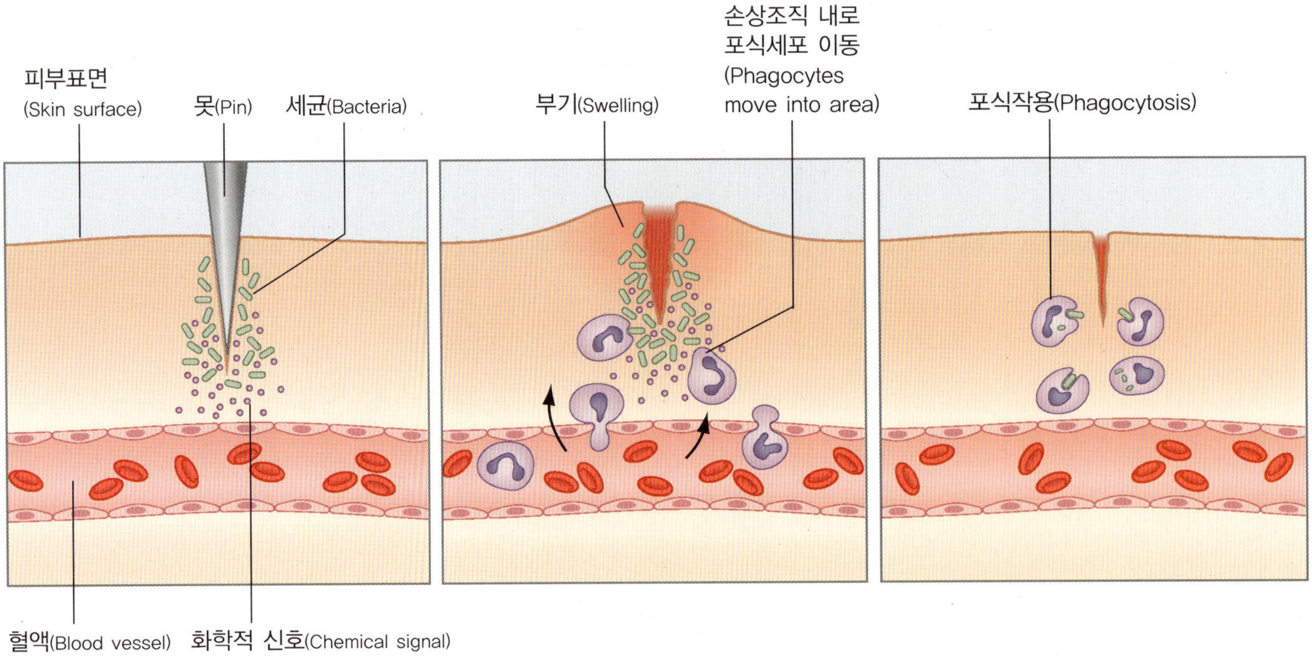

그림 1.4 염증 진행 과정

흐름을 보다 원활하게 해서, 회복과 복구를 촉진시키고 또한 림프액을 쉽게 배출할 수 있도록해서 염증이 감소시킨다' (그림 1.5b 참고. 이 과정을 자세하게 설명).

키네시오로지 테이핑 방법은 많은 기간 동안 임상적으로 사용되어 왔으며, 운동선수와 환자가 필요할 경우 특별한 치료방법으로 적용할 수 있다. 키네시오로지 테이핑 치료는 초기 신체평가(physical examination)의 결과에 대한 기본자료가 필요하며, 대체요법 또는 다른 형태의 치료와 마찬가지로 키네시오로지 테이핑 적용도 환자 또는 운동선수의 특별한 요구가 필요하다.

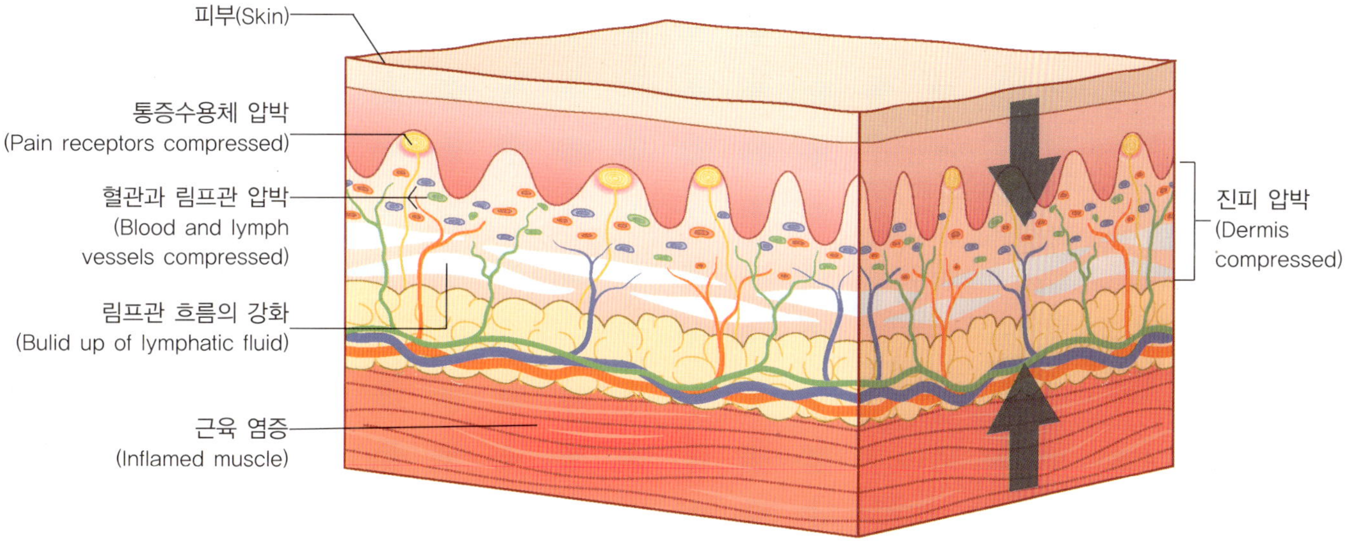

그림 1.5a 테이핑 적용하지 않은 상태에서의 피부 단층면

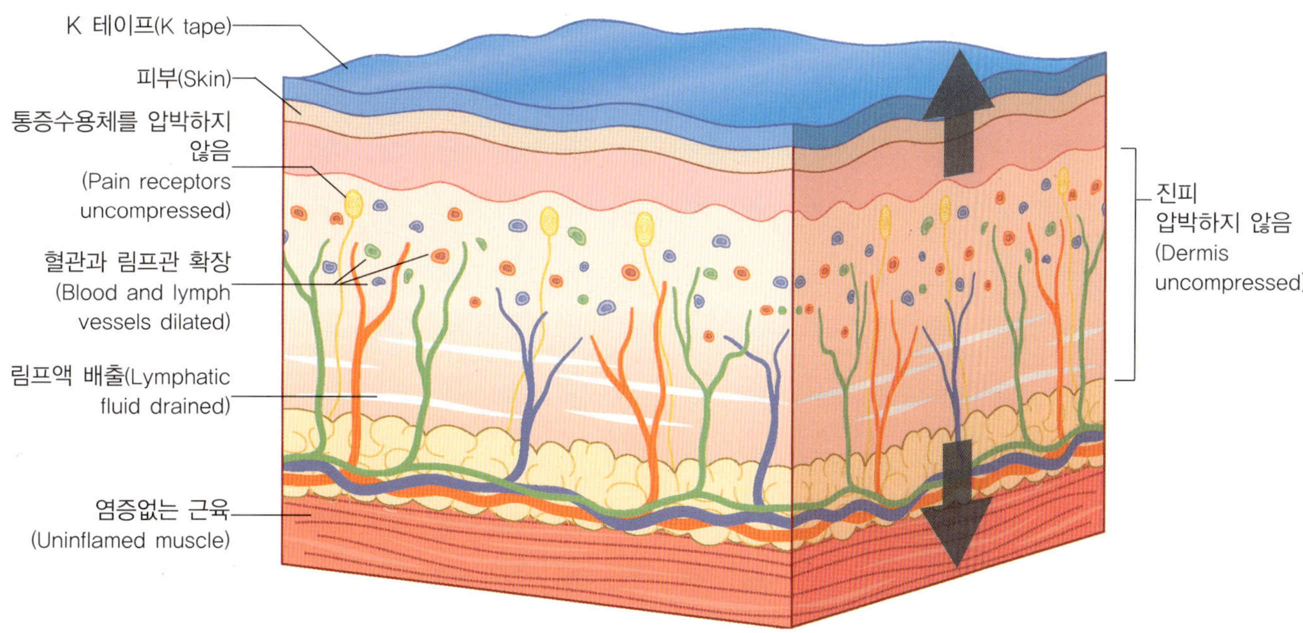

그림 1.5b 테이핑 적용한 상태에서의 피부 단층면

어떻게 키네시오로지 테이핑을 적용할 수 있을까? (How To Use and Apply Kinesiology Tape)

키네시오로지 테이핑 표준 제품은 크기와 길이에 맞추는 경향이 있다(정상적으로 5cm×5m). 치료사들은 표준 테이프를 이용하여 언제, 어떻게 이용할 것인가를 결정해야 하며, 병원에 방문한 환자 또는 운동선수를 위해 개인 별 테이프를 미리 잘라놓을(pre-cut) 필요가 있다.

그러나, 몇몇 키네시오로지 테이프 제품은 미리 잘라놓은(pre-cut) 형태의 테이프가 있으며, 이 제품은 '삶(life)'을 좀더 쉽게 살기 위한 이론에 의해 생산된 제품이다. 저자가 선호하는 것은 적용하는 시간에 치료사 스스로 테이프의 모양과 크기를 미리 잘라놓는것(pre-cut)이다. 이것은 내가 주로 엘리트 운동선수들, 특히 조정선수들을 많이 치료하고 평가하는데 대부분 이 선수들은 남녀 모두 신장이 크기 때문이다. 테이프를 미리 잘라놓은것(pre-cut) 표준은 신장이 1m 60cm를 기준으로 삼았으나, 환자들의 신장을 미리 알 수는 없다.

그림 1.6과 같이 키네시오로지 테이프의 한 조각에서 몇몇 가지의 독특한 테이핑 모양을 만들 수 있다. 이것은 모든 키네시오로지 테이핑 방법에서 자주 사용할 수 있는 모양이며, 단일된 'I' 스트립(strips) 모양에서 시작하여, 치료사들은 환자/운동선수의 손상부위와 신장, 손상부위의 크기에 따라 키네시오로지 테이프의 길이를 결정할 수 있다. 'I' 스트립의 표준 크기에서 작게 수정해서 'I' 스트립을 만들어 사용 하거나 또는 작게 만든 'I' 스트립 두 개를 겹쳐서 'X' 모양을 만들 수 있다. 표준 'I' 스트립은 'Y' 모양의 스트립으로 만들 수 있거나 또는 '부채(fan)' 모양과 같이 특별하게 만들 수 있다. '부채(fan)' 모양의 테이프는 일반적으로 림파배출 조절에 도움을 주기위해 사용하며, 자세한 내용은 9장에서 제시한다. 키네시오로지 테이프를 적용할 때 늘리는 길이(stretch)와 방향(direction)은 적용하는 시간에 따라 변경할 수 있으며, 또한 운동선수/환자의 개인적인 상황에 따라 치료사가 변경할 수 있다.

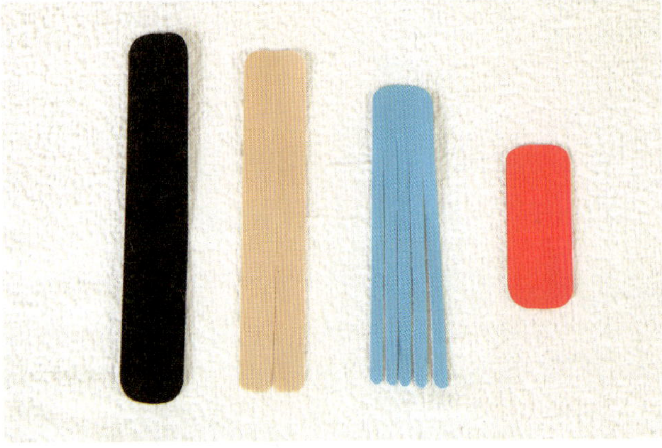

그림 1.6 키네시오로지 테이핑으로 적용할 수 있는 다양한 모양

왜 다른 색깔과 모양이 다른가? (Why the Different Colours and Patterns?)

- 검정 'I' 스트립
- 옅은 회색 'Y' 스트립
- 파란 '부채모양' 스트립
- 작은 연분홍색 'I' 스트립

그림 1.6에 있는 모든 테이프들은 색상과 모양에 관계없이 치료적 효과는 동일하다. 그러나, 스포츠와 환자/운동선수의 성별에 따라서 키네시오로지 테이프의 붉은색/옅은 연분홍색은 다른 색깔보다 더 시각적으로 자극적이어서 인기가 있다. 이 색깔은 보다 밝고 강한 시각적 자극 뿐만 아니라, 뇌(brain)에 특정 감각을 자극시켜 위약효과(placebo effect)가 나타날 수 있다. 일반적으로 파란(blue)색 테이프는 마음을 진정시키고 집중하는데 도움을 주는 부드러운 색깔로 인식되고 있다.

테이프를 얼마나 늘려서 적용해야 하는가? (How Much Stretch to Apply to the Tape?)

키네시오로지 테이프를 얼마나 늘려서 적용해야 하는가? 이 질문은 자주 들으며, 이것에 대답은 다음과 같이 몇 가지 간단한 규칙이 있다:

- **방법 1(Method 1):** 키네시오로지 테이프를 환자에게 적용할 때, 통증 부위에 테이프를 붙이기 전에 통증 부위를 사전 스트레칭(pre-stretch)을 시킨 상태에서 테이프를 붙이기 때문에 테이프를 늘릴 필요는 거의 없다. 이 장에 제시했듯이, 그림 1.8과 같이 아래팔 폄을 사전 스트레칭(pre-stretch) 한 상태에서 적용한다.
- **방법 2(Method 2):** '감압(decompression)' 스트립을 사용하거나 또는 더 단순한 측면에서 '통증을 완화시키는(pain relieving)' 스트립을 생각해 봐야 한다. 이 테이프는 약 25-100% 범위 내에서 늘려 적용할 수 있으며, 이 장의 그림 1.13과 1.14과 같이 통증부위의 압박을 감소시켜주는데 도움을 줄 수 있다.

그러나, 치료사가 환자에게 테이핑의 '거의 테이프를 늘리지 않는다.(little to no-stretch)' 라는 규칙을 처음 적용하기 전에, 키네시오로지 테이핑 방법의 제일 중용한 규칙인 '사전 스트레칭(pre-stretch)' 에 몇 가지 예외가 있다. 예를 들면, 만약 환자가 족저근막염(plantar fasciitis)과 같이 발바닥에 자주 발생하는 질환의 통증부위에 압박 감소와 안정성(stabilise)을 원하면, 근육의 사전 스트레칭(pre-stretch) 뿐만 아니라 키네시오로지 테이프도 늘리면서 적용한다. 이런 테이핑 방법을 다음 장에 제시하였으며(25쪽, 그림 2.2, 2.3), 나는 발바닥을 사전 스트레칭(pre-stretch)한 상태에서 키네시오로지 테이프를 75-100% 정도 늘려 적용한다. 이런 키네시오로지 테이핑 방법이 첫 번째 규칙의 예외이다. 이 방법에 대한 이론과 연구가 현재 없어도. 나의 키네시오로지 테이핑의 경험에 의하면 통증을 경감시키는데 많은 도움을 줄 수 있다.

첫 번째 규칙의 또 다른 예외는 통증부위의 조직이 '늘어나지 않는 부위(no stretch) 또는 거의 늘어나지 않는 부위에 키네시오로지 테이프를 적용할 때이다. 우리의 신체에서 가장 많이 발생하는 손상인: 발목관절의 가쪽 인대 삠(sprain of the lateral ligaments of the ankle joint)이다. 발목 연부 조직의 늘림을 시작하는 안쪽번짐 자세(inverted position)를 하지 않게하기 위해 첫 번째 테이프는 100% 늘려서 꼭 적용해야 한다. 키네시오로지 테이프를 100%늘려 적용하는 것은 발목의 취약한 상태인 안쪽번짐 자세 때문이다. 대신에, 발목을 발등굽힘(배측굴곡, Dorsiflexion)과 약간 가쪽번짐 자세(everted position)에서 키네시오로지 테이프를 100% 늘려 적용한다. 2장의 그림 2.5와 같이 안쪽 복사(medial malleolus)에서 가쪽 복사(lateral malleolus)쪽으로 키네시오로지 테이프를 적용해야 한다. 이 방법은 테이핑의 '등자모양(stirrup; 발목의 세로방향으로 지지해주는 역할)' 과 유사하며, 관절의 안정성을 제공하기 위해 사용한다. 이 방법의 개요를 다시 말하면: 만약 키네시오로지 테이프를 100% 늘려서 적용하면 관절의 안정성을 제공할 수 있으며, 이 이론은 전형적인 스포츠테이핑 원칙과 비슷한 원리이다.

이 책에서 제시한 테이핑 방법들은 테이프를 10%에서 100%까지 다양하게 늘려서 적용할 수 있다. 그러나, 나는 개인적으로 테이프를 적용하는 방법이 다양하게 사용할 수 있는 것을 알고 나서, 내가 배운 방법을 변형해서 사용할 수 있었다. 이 책에서는 내가 현재 환자들과 운동선수들에게 사용하고 있는 방법들을 바탕으로 보여준다. Rocktape 제품에: '우리의 인체에 어떤 문제가 있을 때 테이프를 이용해서 문제를 해결하는 '올바른 방법(right way)' 이 없다' 는 말이 있다. 나는 이 의미를 이해하고 믿는다. You Tube에서 넙다리뒤근육(hamstring)에 대한 키네시오로지 테이핑 방법을 찾아보면 15가지 각각 다른 방법들을 찾아 볼 수 있다. 15가지 방법 중 어떤 것이 더 좋은 방법인지, 가장 옳은 방법이 무엇인지, 물리치료사 및 트레이너들이 생각할 때 이 방법들 모두 옳은 방법들이며, 환자들에게 도움을 줄 수 있는 테이핑 방법들이다.

나의 강의과정 인 Bodymaster Method에서 "운동선수들에 대한 키네시오로지 테이핑" 을 가르칠 때, 다음과 같은 내용을 강조한다: 테이핑 방법을 적용하거나 또는 하지 않는 것에 대한 결정은 환자가 해야 된다. 물리치료사들은 자신에게 가르친 교수 또는 강사에게 배운 방법으로 환자에게 키네시오로지 테이핑 방법을 적용할 것이다. 그러나, 운동선수/환자의 개인적인 요구가 있으면 테이핑 적용방법을 변화시킬 수 있는 능력을 가져야 하며, 이런 능력을 위해 기능 해부학 지식과 경험이 필요하다.

키네시오로지 테이핑의 효과 (Benefits of Kinesiology Taping)

가세(Kase et al. 1996, 2003) 등의 연구에서 키네시오로지 테이프 적용에 대한 4가지 효과를 주장하였다.

1. 근육기능을 정상화
2. 피하 출혈 또는 조직액의 제거를 도와 혈액과 임파 순환의 증가
3. 신경학적인 억제(suppression)를 통한 통증의 감소
4. 비정상적인 근긴장 완화에 의한 비정상적인 관절의 배열을 교정할 수 있으며, 근막과 근육의 기능에 도움 Murray와 Husk(2001)는 다섯 번째 기전을 제안하였다.
5. 피부의 기계적수용기에서 자극 증가를 통한 고유수용감각의 증가

추가로, Kase는 '근육 자극(muscle facilitation)'과 '근육 이완(muscle inhibition)' 방법에 대한 키네시오로지 테이핑 방법을 제시하였다. 만약 키네시오로지 테이프를 근육의 이는곳(origin)에서 닿는곳(insertion)을 적용하면 원래 길이의 50-70%가 되어 근육 수축을 향상시킬 수 있다. 그러나, 키네시오로지 테이프를 근육의 닿는곳(insertion)에서 이는곳(origin) 적용하면 원래 길이의 15-25%가 되어 근육 수축이 감소되어 약해진다(Kase et al. 2003).

또한 웹사이트에 자기 회사 제품들에 대한 정보와 키네시오로지 테이핑의 효과에 대한 개요를 제시하였다: 키네시오로지 테이프는 근육, 인대와 힘줄(연부 조직)에 적용할 수 있으며, 가볍고, 강하며, 외적으로 보조 역할과 손상 예방과 스피드 회복에 도움을 줄 수 있다고 제시되어 있다. 키네시오로지 테이프는 손상에 따라 다른 역할을 한다. 키네시오로지 테이프는 슬개대퇴동통증후군(runner's knee) 환자들의 무릎뼈(knee cap)를 고정시키며, 역할을 도와 줄 수 있다. 키네시오로지 테이프는 약해져 있는 발 아치(arch of the foot) 주변 근육을 도와줄 수 있으며, 족저근막염(plantar fasciitis) 증상을 경감시켜준다. 테이프를 어떻게 적용하는 것에 따라 다르겠지만, 키네시오로지 테이프는 제한되어 있는 연부조직의 가동성을 증가시킬 수 있다. 키네시오로지 테이프는 조직기능을 증가시키고 염증 또는 손상되어 있는 근육과 힘줄에 부하를 최소화해 부상에서 조직을 보호해줄 수 있다. 키네시오로지 테이프는 또한 근경련(muscle cramping)과 젖산 축적 방지와 염증을 경감시키며, 순환을 증가시켜준다.

운동선수/환자의 물리치료 사정(physical therapy assessment)이 최고의 치료방법을 결정하는데 중요하다. 이 사정에서 얻은 환자 정보를 통해 키네시오로지 테이핑 적용뿐만 아니라 다른 치료장비를 이용해 치료하는데 필요하다.

키네시오로지 테이핑은 피부, 림프관계와 순환계에 긍정적인 생리적 효과뿐만 아니라. 근막, 근육, 인대, 힘줄과 관절에서도 긍정적인 생리적 효과를 얻을 수 있어 치료 프로토콜에 이와 같은 효과를 포함시킬 수 있다. 키네시오로지 테이핑은 또한 임상에서 다른 치료방법들과 같이 사용할 수 있으며, 재활과정 중에 같이 이용하면 매우 효과가 높다. 또한 급성 손상과 만성 손상에 사용할 수 있으며, 지속적으로 사용하면서 손상을 예방 할 수 있다.

키네시오로지 테이프는 다양한 방법으로 신체에 적용할 수 있다. 근신경계의 재교육, 통증 감소, 염증 조절, 수행력 강화, 관절의 안정성 제공, 상처와 순환증진을 도와줄 수 있다. 이것은 또한 신체의 항상성 회복을 도와주는 역할을 한다.

그러나, 운동선수/환자의 물리치료 사정이 매우 중요하고 최선의 치료방법을 선택하는데 중요한 판단요소이며 또한 키네시오로지 테이핑 적용에서도 중요한 요소이다. 사정과 평가를 통해 얻은 정보를 가지고 다른 치료방법

뿐만 아니라 키네시오로지 테이핑 적용 유무를 판단할 수 있다.

키네시오로지 테이핑 사용방법 요약 (Summary of the Uses for Kinesiology Taping)

- 정상적인 관절가동 범위에 영향을 주지 않고 약화된 근육 또는 손상된 근육을 보조해준다. 치료적 운동과 스포츠 트레이닝 훈련을 하는 동안 불균형에 의한 보상작용을 최소화하거나 또는 손상발생의 위험을 최소화 시키면서 참여할 수 있다.
- 손상 또는 수술 후에 약화된 근활동을 회복기간을 단축시키고 근수축력의 질을 향상시킨다
- 전형적인 스포츠 테이프와 같이 동작을 제한시키지 않고 관절의 안정성을 제공한다.
- 환자가 스포츠/일상생활을 하는 동안 능동적인 활동을 제공할 수 있다.
- 이완과 근육의 과도한 긴장, 과부하와 과사용을 감소시킬 수 있다.
- 신경근계의 재교육을 도와줄 수 있다.
- 상처 회복과정을 빠르게 해주며, 손상부위의 혈액순환을 증가시킨다
- 통증감소에 도움을 준다
- 림프액 흐름을 원활하게 시켜 부종을 감소시킨다.
- 운동선수의 수행력과 지구력을 강화시킬 수 있다.
- 불균형한 자세의 교정과 관절가동범위를 증가시킨다.
- 긴장, 피로 또는 과사용을 억제하고, 근육을 이완시킬 수 있다.
- 손상예방을 도와준다
- 위약효과 뿐만 아니라 정신적인 효과가 있다.

키네시오로지 테이핑의 주의점과 금기증 (Precautions/ Contraindications for Kinesiology Taping)

키네시오로지 테이핑은 일반적으로 매우 젊은 사람들부터 노인들까지, 건강한 사람들부터 건강하지 않은 사람들까지 모두 안전하게 사용할 수 있다. 치료적 테이핑 방법은 운동선수와 환자들의 재활과정에서 도움을 줄 수 있다. 그러므로 운동선수/환자들의 일상생활뿐만 아니라 스포츠 활동 참여에 도움을 줄 수 있다.

모든 유형의 테이핑 방법은 몇 가지의 주의점과 금기증을 가지고 있어 테이핑을 적용하기 전에 항상 확인이 필요하다. 다음은 몇 가지 예를 제시하였다(비록 아래의 주의점과 금기증을 제시했지만, 현재까지 확실한 근거자료는 없다).

주의점 (Precautions)

- 테이프의 알레르기 반응
- 심부정맥혈전증(deep vein thrombosis)과 정맥염(phlebitis)
- 겨드랑이(axillary), 다리오금(popliteal) 부위와 같은 신체의 예민한 부위
- 악성종양(cancer) 부위
- 취약한 피부(fragile skin), 예를 들면, 노인 또는 특수한 질환을 가지고 있는 상태
- 초기단계의 피부상처 회복

금기증 (Contraindications)

- 피부의 감염부위
- 습진과 피부염과 같은 피부과 진료를 받아야 하는 질환
- 연조직염(cellulitis)
- 갈라진 피부와 상처 부위
- 키네시오로지 테이프에 알레르기 피부 반응환자 또는 운동선수

키네시오로지 테이핑 코스를 가르치는 동안, 나는 키네시오로지 테이핑의 몇 가지 금기증에 대해 다음과 같이 설명 했다. 많은 사람들이 아침에 샤워 후 키네시오로

지 테이프의 물기를 제거하기 위해 헤어드라이어기를 이용하다가 과열로 화상을 입어 병원에 내원하는 경우가 많다. 꼭 기억해야 할것은 마른수건(dry towel)을 이용해서 키네시오로지 테이프의 물기를 제거해야 하며, 외부기기를 이용할 때에는 화상에 주의해야 한다.

키네시오로지 테이핑 적용 (Kinesiology Taping Applications)

키네시오로지 테이프 적용 방법은 여러 가지 방법들이 있으며, 테이핑 강사마다 다른 방법으로 가르칠 수 있다. 나는 몇 가지 간단한 규칙에 충실하고, 테이핑 방법을 배운 후에 운동선수/환자에 따라 적용하는 것이 최고라고 생각한다.

테이프 붙이기 전의 일반적인 규칙
(General rules before application)

- 항상 피부에 테이프 알레르기가 있는지 확인해야 한다.
- 기름, 크림과 마사지 오일을 피부에서 제거해야 하며, 윗목부분에 테이핑을 할 때 머리카락 정리가 필요할 때도 있다
- 테이프의 크기와 모양을 결정하고 자른다
- 테이프가 들리거나/벗겨지는 것을 방지하기 위해 테이프의 끝부분을 둥글게 자른다(그림 1.7)
- 테이프를 늘리지 않은 상태에서 끝부분 2-3cm만 남겨두고 끝부분을 둥글게 자른다. 그 이유는 피부 긴장 원인인 '전단(shearing)' 과 피부 자극을 피하고 몇 칠 동안 테이프가 정상적으로 유지될 수 있도록 하기 위해서이다.

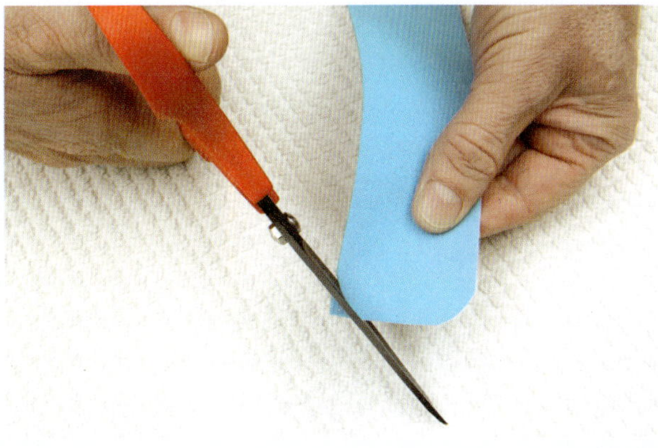

그림 1.7 가위를 이용하여 키네시오로지 테이프의 끝부분을 둥글게 잘라낸다

근육을 늘린 상태에서의 적용
(During application pre-stretch)

손상부위에 키네시오로지 테이프를 적용하기 전에 선수/환자의 연부조직 부위를 그림 1.8과 같이 아래팔 폄 근육들이 자연스럽게 늘어날 수 있도록 자세를 잡는다.

환자들은 통증 또는 부기를 가지고 있기 때문에 통증을 느끼지 않는 범위까지 또는 불편하지 않는 지점까지 근육을 늘린 상태를 유지해야 한다는 것을 꼭 명심해야 한다.

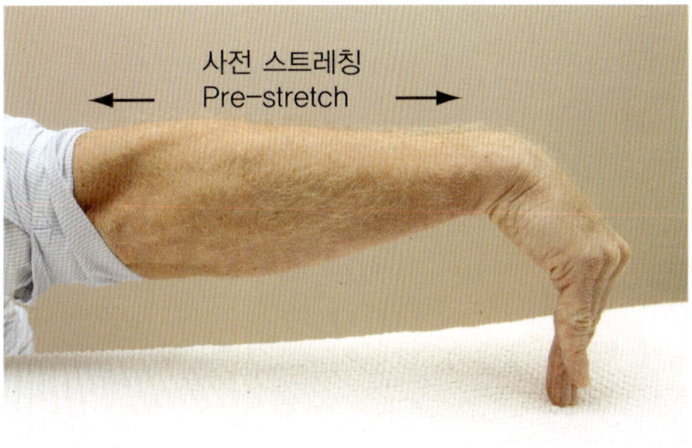

그림 1.8 아래팔 폄을 사전 스트레칭(pre-stretch)한 상태를 유지한다.

테이핑 적용과 고정시키는 방법
(Tape application/ stabilizing technique)

키네시오로지 테이프를 적용하기 전에 테이프의 접착면을 노출시켜 손상 부위에 부착할 수 있다. 테이프의 뒷면을 자연적으로 '벗겨(peel off)' 내야 한다; 그러나, 이 과정을 생략하고 간단하게 그림 1.9와 같이 테이프 뒷면 종이를 가로로 찢는다. 키네시오로지 테이프를 훼손시키지 않고 뒷면 종이만 제거한다.

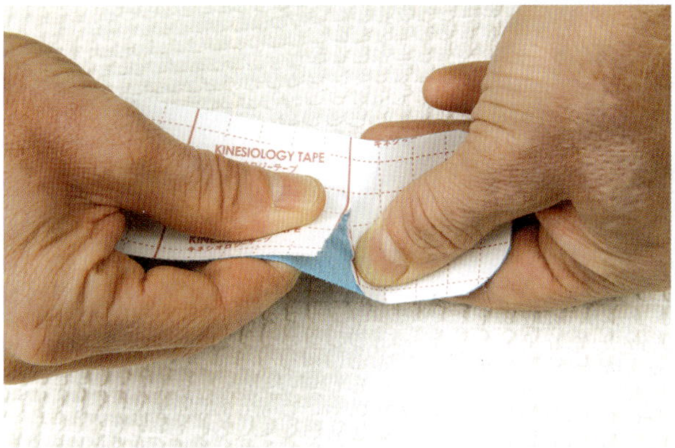

그림 1.9 키네시오로지 테이프 뒷면에 있는 종이를 찢는다.

적용할 근육을 사전 스트레칭(pre-stretch) 전에 'I' 또는 'Y' 모양의 스트립을 준비해야하며, 첫 번째 적용할 때 테이프를 늘리지 않고(no stretch) 붙힌다. 이 방법은 그림 1. 10과 1.11과 같이 고정시킬 부분을 도와줄 수 있다. 이 방법은 약간의 변수가 있으며, 이 책에서 제시하겠다(예를 들면, 족저근막염, 발목과 무릎관절)

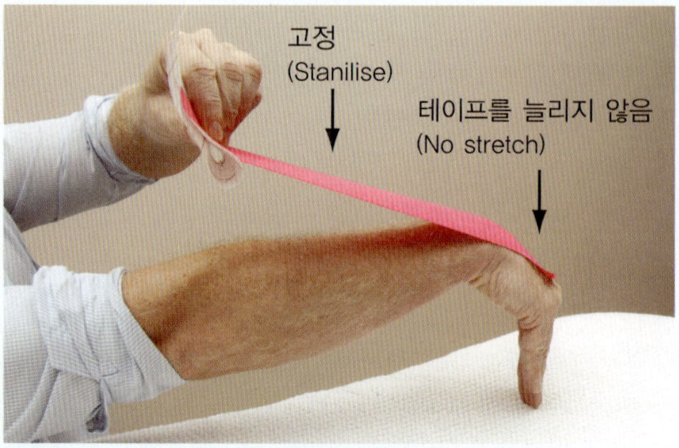

그림 1.10 키네시오로지 테이프를 거의 늘리지 않고(no stretch) 아래팔에 테이프를 스스로 적용해서 붙힌다(아래팔은 약간 스트레칭한 자세를 유지한다)

통증 감소와 압박 감소를 위한 테이핑

(Pain offload application/decompression strip)

키네시오로지 테이프('X','Y' 또는 작은 'I' 모양의 스트립)는 정상적인 길이에서 25% - 100% 까지 늘릴 수 있다. 이런 모양의 스트립은 일반적으로 통증 경감 또는 압박을 감소시키기 위해 사용하며, 통증있는 부위에 직접 붙일 수 있다.

만약 '작은 I스트립' 또는 '작은 X스트립' 을 사용하면 테이프 뒷면의 가운데부분에서 시작해서 종이를 잡아 벗겨내면, '긴 I스트립' 의 끝부분 종이를 잡아 벗겨내는 것보다 쉽게 벗겨 낼 수 있다. 그림 1.12와 같이 가운데부분이 떨어지면, 테이프 뒷면 종이를 각각 양쪽 끝으로 접으면서 벗겨낸다(피부에 난 상처에 반창고 붙이는 것과 비슷하다).

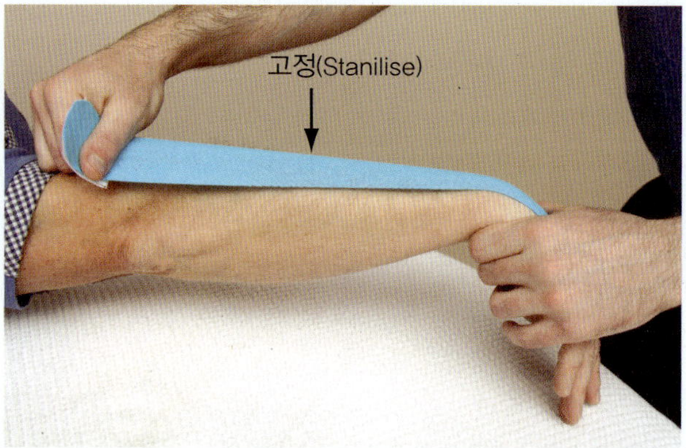

그림 1.11 키네시오로지 테이프를 거의 늘리지 않고(no stretch) 아래팔에 물리치료사 또는 트레이너가 테이프를 붙힌다.

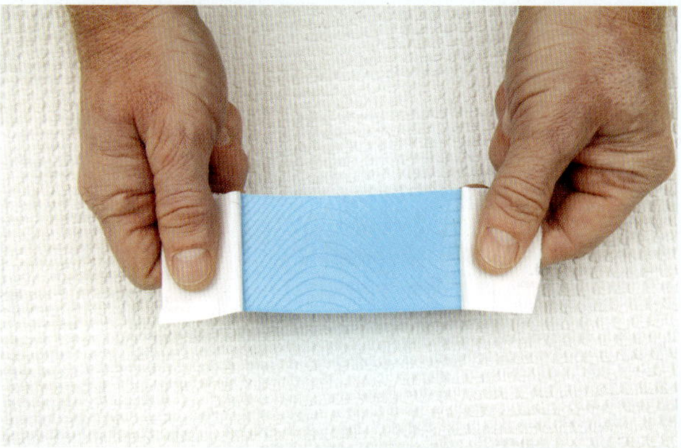

그림 1.12 '작은 I 스트립" 모양의 키네시오로지 테이프는 끝부분을 반창고와 같이 양쪽으로 벗겨낼 수 있다(키네시오로지 테이프는 거의 늘리지 않은 상태에서 적용)

일단 각 끝부분을 접으면, 키네시오로지 테이프의 중앙 부분을 늘려서(stretch) 적용할 수 있다. 그림 1.13과 1.14와 같다.

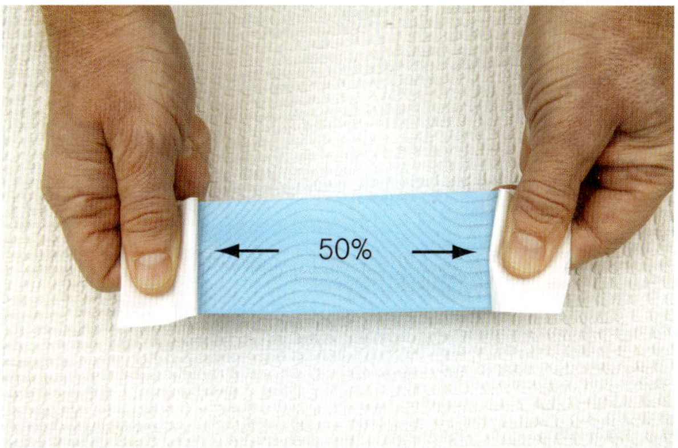

그림 1.13 키네시오로지 테이프를 50% 늘리는 방법은 엄지를 이용하여 키네시오로지 테이프의 중심부분을 늘려 적용한다.

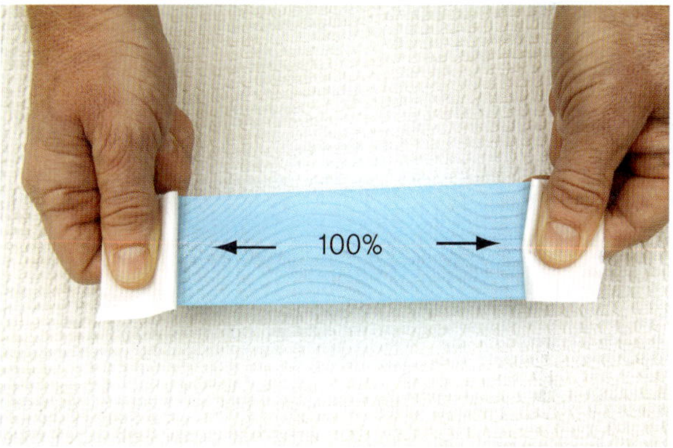

그림 1.14 키네시오로지 테이프를 100% 늘리는 방법은 엄지를 이용하여 키네시오로지 테이프의 중심부분을 늘려 적용한다

압박 감소를 위해 키네시오로지 스트립을 적절하게 늘리는(stretch) 방법은 각 장에서 자세하게 설명하겠다. 통증 부위에 적용하는 방법은 그림 1.15와 같다.

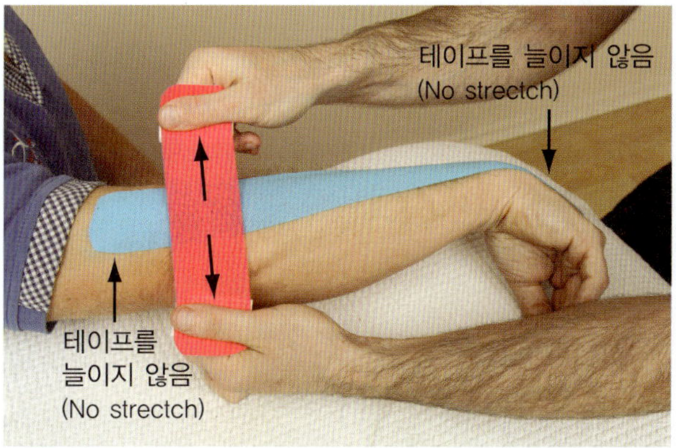

그림 1.15 압박을 감소시키기 위한 테이프는 통증 부위에 적용한다.

키네시오로지 테이프를 해당 부위에 붙인 후에 접착력을 증가시키기 위해 테이프를 문질러 뒷면 접착제에 열을 발생시킨다(인공적인 열이 아님). 손 또는 다른 키네시오로지 테이프 조각을 이용해서 문지를 수 있다(그림 1.16).

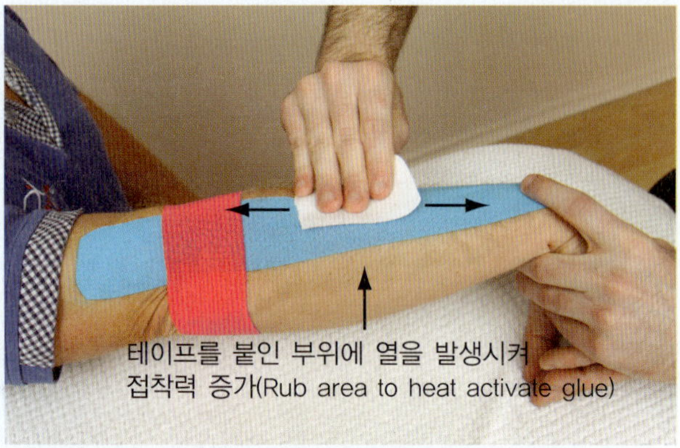

그림 1.16 키네시오로지 테이핑을 붙인 부위에 열을 발생시켜 접착력을 증가시키기 위해 문질러 준다.

테이핑 붙힌 후 (After application)

- 테이프는 일정 시간이 지난 후에 제거할 필요가 있다. 정상적으로 3-5일 정도 가능하다. 또한 특별한 행사 또는 활동한 후에 바로 제거할 수 있다.
- 만약 키네시오로지 테이프의 끝부분이 벗겨지거나 또는 떠있을 경우 손질할 수 있다.
- 테이프를 제거할 때 피부를 자극할 수 있기 때문에 찢지 않는다.
- 만약 키네시오로지 테이프가 축축하거나 또는 젖어 있으면 보다 쉽게 제거할 수 있다.
- 테이프를 제거한 후에 피부에 보습 적용이 피부 자극을 감소시키는데 도움을 줄 수 있다.

다시 기억해야할 사항 (Things to remember)

- 테이프 접착제에 대한 알레르기가 있는지 항상 확인해야 한다.
- 테이프를 적용하기 전에 피부에 기름, 크림과 마사지 오일을 제거해야 하며, 제모가 필요할 때도 있다.
- 관절/연부 조직을 스트레칭 할 때 환자/운동선수들이 항상 편안해야 하며, 통증이 있으면 안된다.
- 테이프 끝을 늘려서 붙이면 안된다
- 키네시오로지 테이프를 붙인 후에 열을 발생시키기 위해 문지른다
- 일반적으로 3-5일 동안 붙인 후에 제거하며, 만약 테이프가 젖어있으면 보다 쉽게 제거할 수 있다
- 테이프를 제거한 후 피부에 보습해준다.

컬러 "별" 테이핑 (The Coloured 'Stars')

책에서 이 장을 읽기 전에 그림에 왜 컬러 스티커 또는 별(coloured stickers or stars)이 있는지 궁금했을 것이다. 그림의 키네시오로지 테이핑에 각각 표시된 컬러 스티커(또는 별)은 환자들에게 나타날 수 있는 통증 또는 부기와 관련된 특정부위를 표시한 것이다. 나는 물리치료과 학생들을 대상으로 키네시오로지 테이핑 방법에 대한 강의를 하는 동안 컬러 스티커를 이용한 표시가 학생들이 정확하게 키네시오로지 테이핑 방법을 배우는데 큰 효과가 있다는 것을 발견하였다.

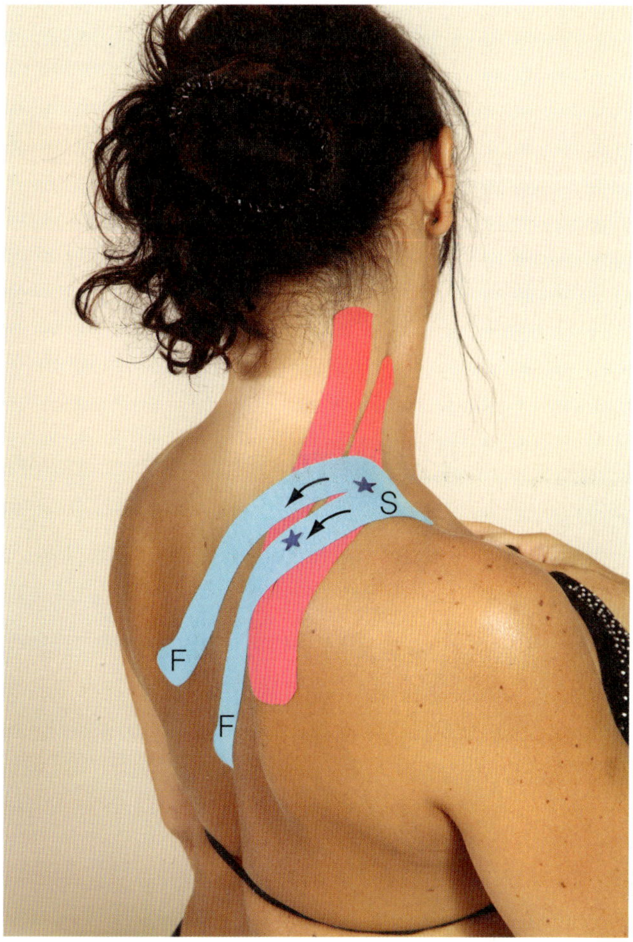

그림 1.17 별이 표시된 부위가 통증이 있는 부위이다.

S =시작; F =끝; 그리고 시작 부위에서부터 끝 방향으로 테이프를 붙여준다.

일단 통증이 있는 부위를 찾아내면, 간단하게 컬러 스티커 또는 마크를 하고 키네시오로지 테이프를 어떻게 적용해야하는지 정확하게 설명할 수 있다(그림 1.17). 통증 부위에 키네시오로지 테이프를 준비해서 적용 순서에 따라 시작할 수 있다.

키네시오로지 테이핑을 적용하는 과정에서 컬러 별(coloured stars)표시를 왜, 언제, 어디에 적용하는지에 대한 정보는 책에 첨부된 DVD 비디오를 참고하시기 바랍니다

테이핑과 근막조직 (Taping and Fascial Tissue)

이 본문을 통해 많은 병리적인면을 이해할 수 있으며, 대부분의 연부 조직손상들은(족저근막염(plantar fascitiis), 건병증(tendinopathies), 인대염좌(ligaments sprains), 상과염(epicondylitis), 건초염(tenosy novitis) 등) 근섬유들이 손상되는 것이 아니라, 보조역할을 해주는 요소들(예를 들면, 근막(fascial tissues)의 직접적인 손상에 의해 발생한다. 다행히 근막에 대한 연구들이 지난 20여년간 중점적으로 많이 이뤄졌으며, 이런 연구들은 우리에게 감사하게도 새로운 지식과 많은 역할을 할 수 있도록 도움을 준다.

테이프를 적용할 때 근막의 병리적인면과 근막조직이 우리 신체에서 어떤 역할 수행하는지에 대한 이해가 필요하다. 근막에 대한 정의는 '신체에 퍼져있는 결합조직 체계(connective tissue system)의 연부조직' 으로 모든 아교섬유 요소들도 포함된다(Schleip et al. 2012). 근막의 역할은 내장 장기와 조직들을 유지하고 지지해줄 뿐만 아니라, 역학적 방어와 화학적 방어기전을 동시에 제공해준다. 근막은 조직을 둘러싸고 있고 구분할 수 있도록 경계를 제공하며, 움직임을 허용한다는 것이 매우 중요한 역할이다. 근막조직은 근섬유 수축력을 전달할 수 있을 뿐만 아니라 조직의 구조 사이에 필요한 활주를 촉진한다. 따라서 손상을 관리해야 하는 우리들의 연구와 매우 밀접한 관련이 있다.

우리는 근육의 표피(epi-), 주위(peri-)와 근육속막(Endomysium) 단어와 매우 친밀하다: 이것은 각각의 근섬유, 다발(bundles)과 근막을 포함한 근육과 관련된 용어이다. 이 근섬유는 '주머니들(bags)' 은 힘줄(Tendon)이 같이 형성하기 위해 모여서 뼈막(Periosteum, 골막), 인대(Ligament)와 관절주머니(joint capsule, 관절낭)가 된다(Myers, 2009). 이러한 치밀조직은 신체에서 힘을 전달하는 조직으로 형성된다.

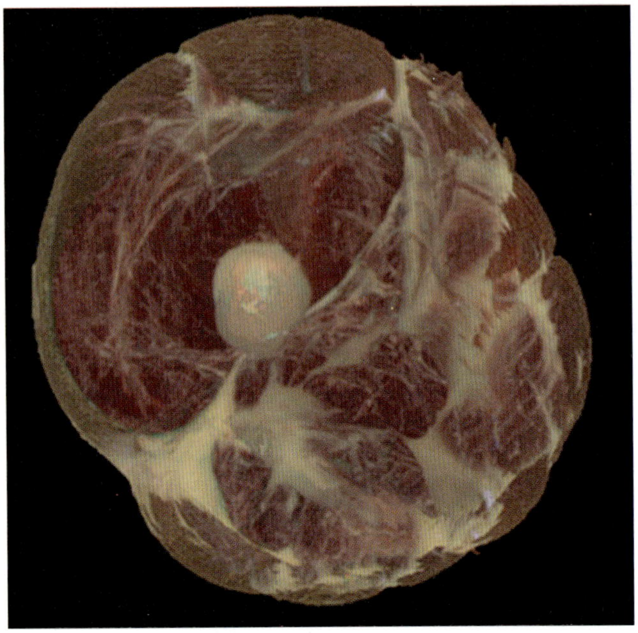

그림 1.18 근막의 형태를 보여줌
(인용: Jeff Linn using the Visible Human Data Project). 여기 다리 그림에서 근막의 형태를 볼 수 있다. 신체의 전체 근막에서 작은 부분이지만 신체의 근막이 튼튼하고 좁게 형성 되어있다. 모든 장기 주머니(organ bags)에서 수막(meninges)까지의 지원과 피부층과 표면 젖꽃판(superficial areolar)과 심부 깊은 근막에 의해 둘러싸여 있는 근외막(epimysia), 근육속막(endomysia)과 근육사이막(intermuscular septa)을 모두 포함한다.

울프와 데이브스의 법칙(Woff and Davis' s laws)에 의하면, 근막조직은 받는 힘에 반응해서 형성하고 적응한다. '그것을 사용하거나 또는 사용하지 않거나(Use it or lose it)' 는 우리의 생리적학적인 여러 가지 측면에서 주어진 일반적인 정보이다. 근막은 긴장 방향에 따라 섬유가 배열되어 강화되고 신체 부위에 따라 다양하게 형성되는 것이 사실이다(예를 들면, 강하거나 또는 약한 당긴, 단일방향 또는 다중 방향일 수 있다).

근육을 직선으로 당기면 연관된 근막이 동적으로 움직이는 것뿐만 아니라 결합조직의 경계를 넘어 수평으로 힘을 전달할 수 있다. 그림 1.18에서 보듯이 아교질조직은 신체에서 3차원적으로 형성되어 있으며 근육이 수축하는 동안 주변조직에 힘을 전달할 수 있다.

이것은 힘을 분산시킬 뿐만 아니라 근막 내에 있는 많은 기계적 수용기를 자극하고 고유감각 정보의 교환을 위한 중요한 채널을 형성한다.

좋은 균형은 사용한 후 가능한 빨리 충분히 회복되어야 한다. 예상치 못한 비정상적인 부하는 조직 띠의 근육과긴장(좌상, strain)에 의해 손상과 염증이 발생할 수 있다(Myers and Frederick in Schleip et al. 2012). 특정 방향으로 테이프를 적용하면, 미리 늘리기(pre-stretch)에 의해 적절한 부하를 주어 붙인 부위를 보호함으로써 조직치유를 도와주고 근육과긴장 패턴들(근 좌상 패턴, strain patterns)을 감소시킬 수 있다.

치료사가 테이프를 적용하면, 적용부위의 역학적인 영향에 의해 근육과긴장(근좌상, strain)을 분배시키며 아교질조직내의 기계적감각수용기(골지건기관, 루피니말단, 파니시소체, 자유신경종말)의 정보를 변경시킬 수 있다. 이것은 적절한 자극이 기계적감각수용기에 작용하면 운동선수의 특정 기능수행력을 향상시킬 수 있다. 테이프 적용 효과를 평가할 때 변화된 국소 고유감각정보를 고려해야 한다.

조밀 근막(dense fascia)의 각 층 사이에 있는 젖꽃판조직(areolar tissue)의 윤활층이 놓여 있다. 유체의 많은 축적을 포함한 콜라겐 섬유를 포함하고 있다; 특히, 실리콘 윤활제와 유사한 효과를 만들기 위해 물분자와 결합하는 히알루론산(hyaluronic acid)이 포함된다–반대 방향 또는 갑자기 속도를 바꿀 때와 같이 동시에 자극이 될 때 넙다리네갈래근(Quadriceps), 모음근(Adductors)과 넙다리뒤근육(Hamstring) 수축이 필요하다(그림 1.18). 이 층과 인접한 다른 층에서 마찰을 최소하게 하기 위해 유체를 유지하는 것이 건강한 움직임을 유지하는데 매우 중요하다. 앞으로 근막과 관련된 이론인 '생체역학적 들림기전(biomechanical lifting method)' 에 대한 연구가 많이 필요하다. 이 방법에서 들림요소(lifting element)는 유착된 조직을 부드럽게 촉진시키며, 영양소와 유체의 흐름을 자유롭게 허용해서 층을 분리 시키는 것을 포함할 수 있다.

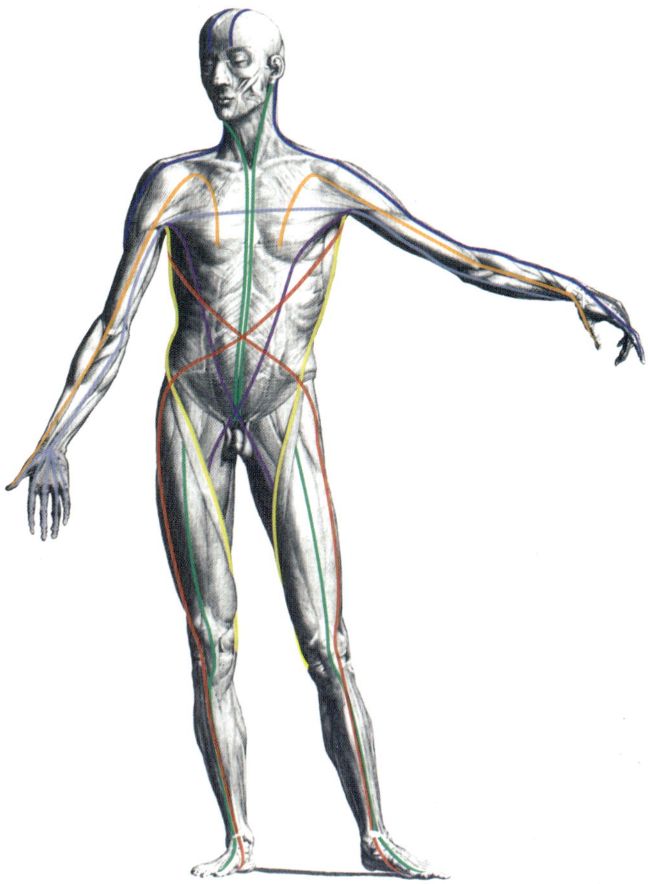

그림 1.19 근막 경선 해부학은 신체의 한부분에서 멀리 떨어진 다른 부분까지 영향을 미쳐 어떻게 보상작용이 나타나는지를 보여주는 하나의 지도이다.

테이핑을 붙이고 있는 동안, 근막조직의 기능을 유지하며: 힘을 전달하며 또한 기계적감각수용기에 분산되어 있는 고유감각정보를 단일되게 하고, 상대적으로 움직임을 허용해서 근섬유 원소의 미끄러짐을 원활하게 해준다. 손상에 관련된 몇몇 병리학적 기전을 이해하면 질환에 따른 테이핑 적용방법을 새롭게 할 수 있으며, 테이프를 유용하게 사용할 수 있다. 이 부분은 몇 가지 아이디어를 소개한 부분이며, 추가적인 자료는 참고문헌을 참고하시기 바랍니다.

James Earls,
Co-auther(with Tom Myers) of *Fascial Release for Structural Balance*.

하지에서의 키네시오로지 테이핑 방법 2

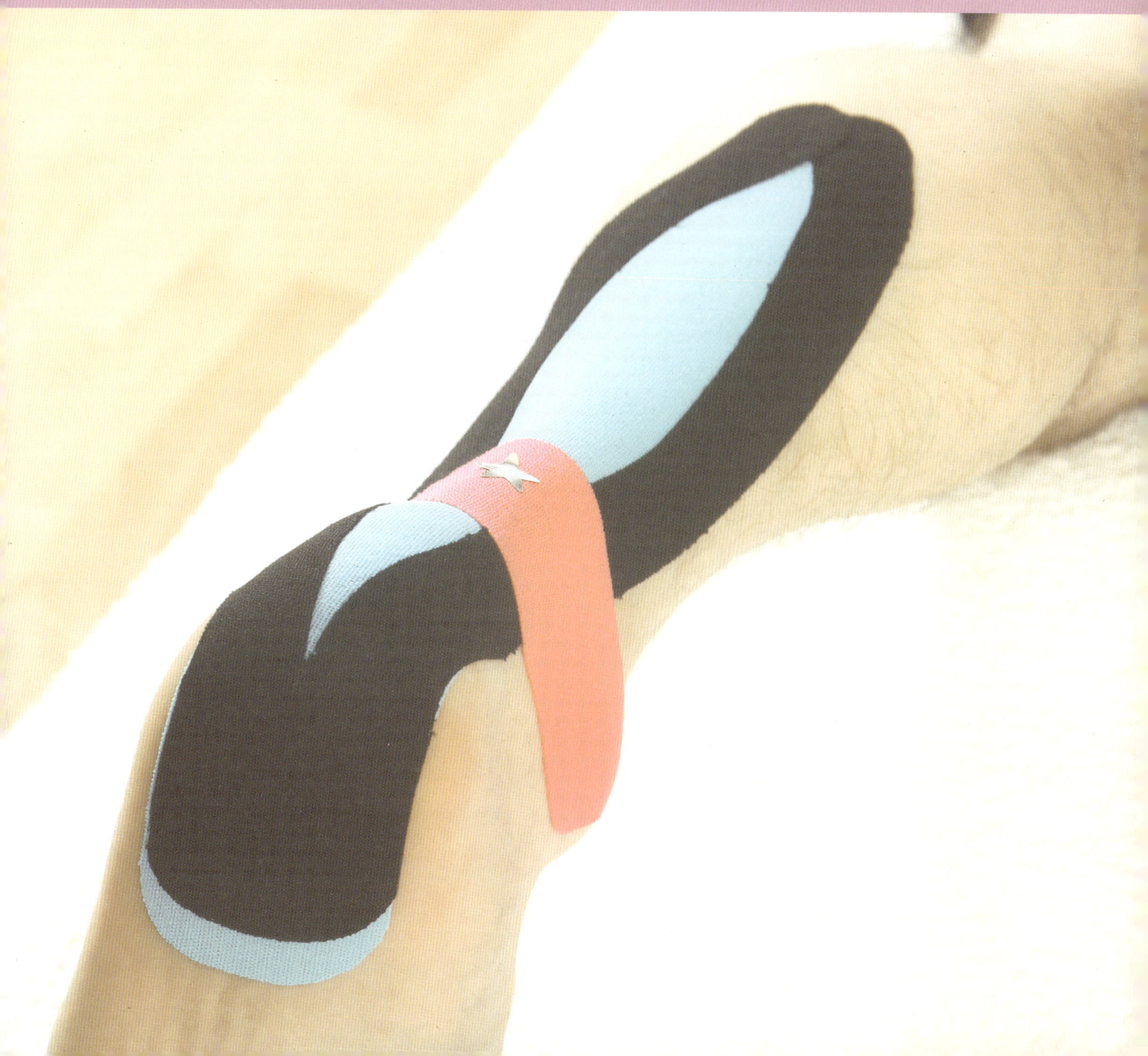

족저근막염 (Plantar Fasciitis)/ 뒤꿈치 통증 (Heel Pain)/ 지방 패드 증후군 (fat pad syndrome)

발바닥근막(족저근막, Plantar fascia)은 두꺼운 섬유띠 형태로 발뒤꿈치(종골, Calcaneus)에서 발허리뼈(중족골, Metatarsal bone)까지 부착되어 있다. 통증은 발뒤꿈치 부착 부위에서 생기는 경향이 있고(그림 2.1), 우리도 잘 알고 있듯이 치료하지 않으면 발뒤꿈치 뼈돌기(종골극, Heel spur)가 될 것이다. 이러한 경우가 매우 일반적이며, 발바닥에 통증이 나타나는 경우 치료와 회복이 어렵고, 환자는 이 때 정상적인 보행이 힘들 것이다.

Tsai 등(2010)은 족저근막염(Plantar Fasciitis)에 대한 키네시오로지 테이핑의 단기간 효과를 연구하였는데, 1주일간 키네시오로지 테이핑과 같이 물리치료 했을 때와 물리치료만 시행했을 때 비교한 결과 테이핑과 물리치료를 같이 실시했을 때 통증이 더 감소하였으며, 또한 키네시오로지 테이핑을 적용한 후 발바닥근막(족저근막, Plantar fascia) 닿는 부분의 두께가 얇아진 것으로 발표하였다.

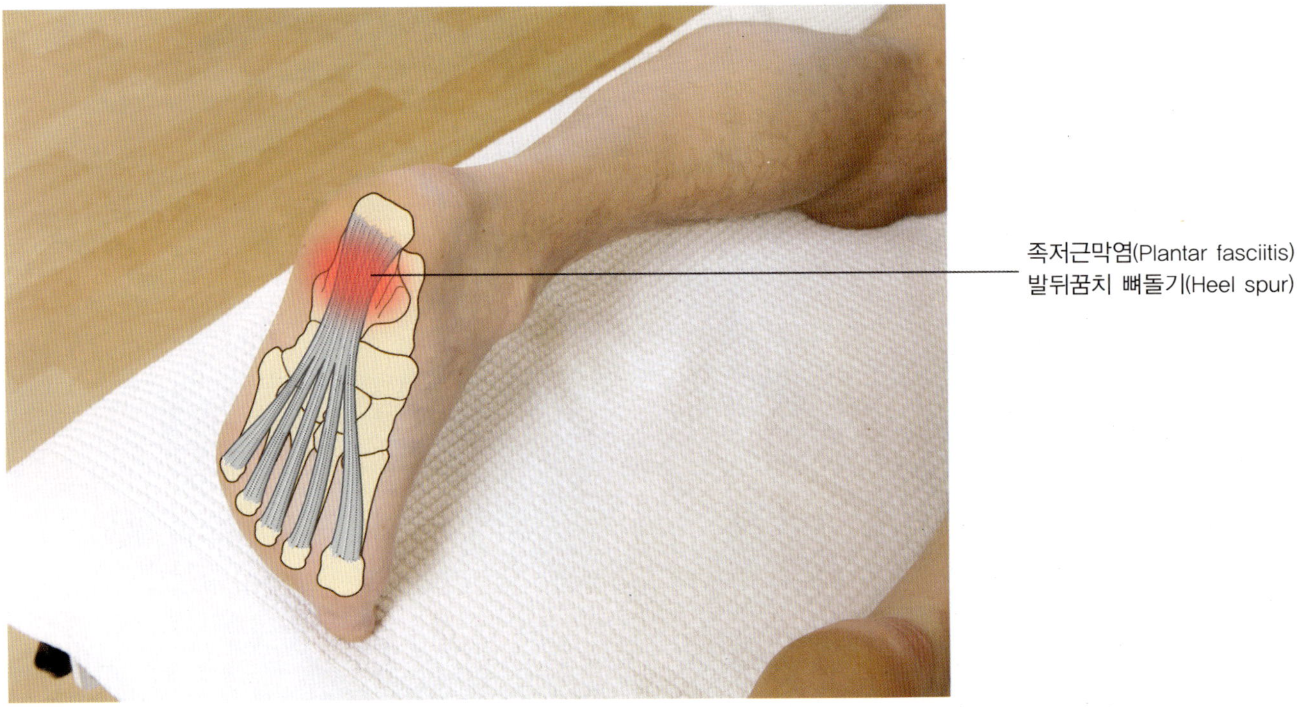

그림 2.1 족저근막, 통증위치, 족저근막염 원인

1. 환자를 엎드리게 하고 발가락을 펌하고 발목을 발등굽힘(배측굴곡, Dorsiflexion)자세를 취하도록 한다. 발 볼(ball of the foot)에서 부터 'I' 스트립을 고정하고(늘리지 않고, no stretch) 발뒤꿈치(종골, Calcaneus)까지 70-100%정도 늘려서 테이핑을 부착한다. 테이핑이 잘 떨어지는 아킬레스건을 붙이는 경우 50%정도 늘려서 붙이고 끝 지점에서 늘리지 않고(no stretch) 적용한다(그림 2.2).

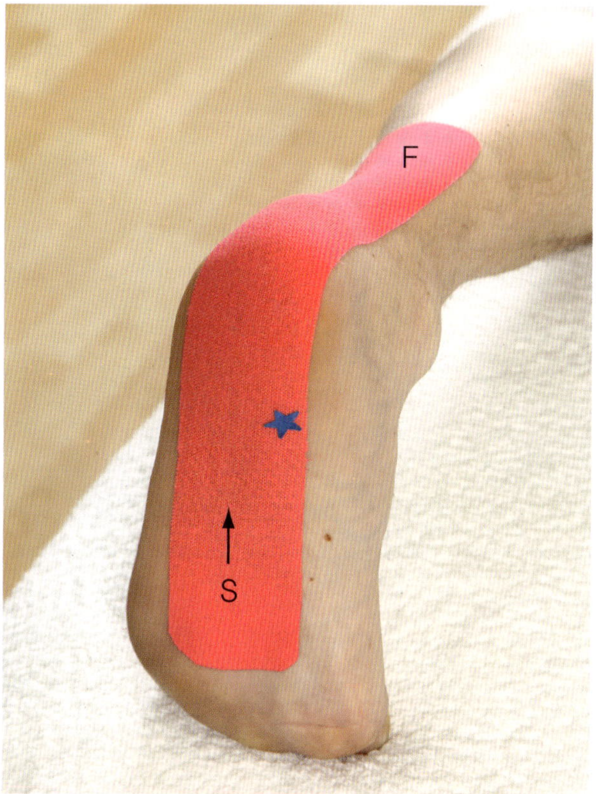

그림 2.2 첫 번째로 발바닥 표면에 키네시오로지 테이핑을 적용한다.

2. 또 다른 'I' 스트립을 안쪽 복사뼈(내측과, medial malleolus) 보다 위(먼쪽 정강뼈)에서 부착하여 75-100%정도 늘려서 통증부위를 지나가게 붙인다. 테이핑이 잘 떨어지는 가쪽 복사뼈(먼쪽 종아리뼈, Disital of fibular)를 지날 때는 50%정도 늘려 붙이며 끝부분은 늘리지 않고(no stretch) 마무리 한다(그림 2.3).

3. 손으로 해당 부위를 몇 초간 문질러 열에 의해 접착효과를 향상시켜 줌으로써 해당부위의 키네시오로지 테이핑 유지력을 향상시켜 준다.

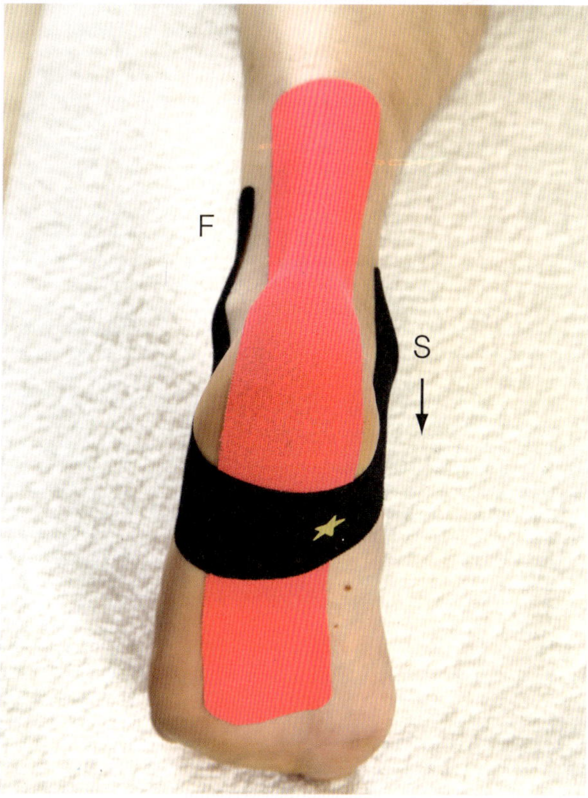

그림 2.3 두 번째로 안쪽부터 시작하여 테이핑을 적용한다.

발목 안쪽번짐 염좌
(발목 내번염좌, Ankle Inversion Sprain)/
종아리근 과긴장
(비골근 좌상, Peroneal Muscle Strain)

매일 수 천명의 사람들이 발목 안쪽번짐 삠(발목 내번 염좌, Ankle inversion sprain)으로 알려진 동작에 의해 자신의 발목이 뒤틀린다.

이 기전은 바깥쪽 인대뿐만 아니라 근육 또한 늘어나거나 심지어 찢어질 수 있으며, 모든 발목 손상의 85%를 차지한다. 그림 2.4에서 보듯이 앞목말종아리인대(전거비 인대, Anterio talofibular ligament, ATFL)와 뒤꿈치종아리인대(종비인대, Calcaneofibular ligament, CFL)가 동시에 손상될 수 있으며, 종아리근(Peroneal) 또한 과긴장(좌상, Strain)을 당하는 경향이 있다.

Bicci 등(2012)은 만성 안쪽번짐 염좌(내번 염좌, Inversion ankle sprain)가 있는 농구선수들에게 발목고정 테이핑과 키네시오로지 테이핑을 적용하는 연구를 실시하였다. 그 결과 키네시오로지 테이핑은 기능수행 검사들(functional performance tests)에서 부정적인 효과는 볼 수 없었고 약간 기능수행이 향상 된 것으로 보고 되었다. 그러나 기존 발목고정 테이핑은 수직 점프(vertical jump)나 서서 뒤꿈치 들기(standing heel rise)검사와 같은 기능수행검사에서 수행능력이 유의하게 감소하나, 키네시오로지 테이핑은 기능수행이 제한이 없는 것으로 나타났다. 또한, Murray 와 Husk(2001)의 연구에서 키네시오로지 테이핑이 피부의 기계수용기를 자극함으로써 발목의 고유수용기를 활성화 시키는데 효과적임을 보여줬다.

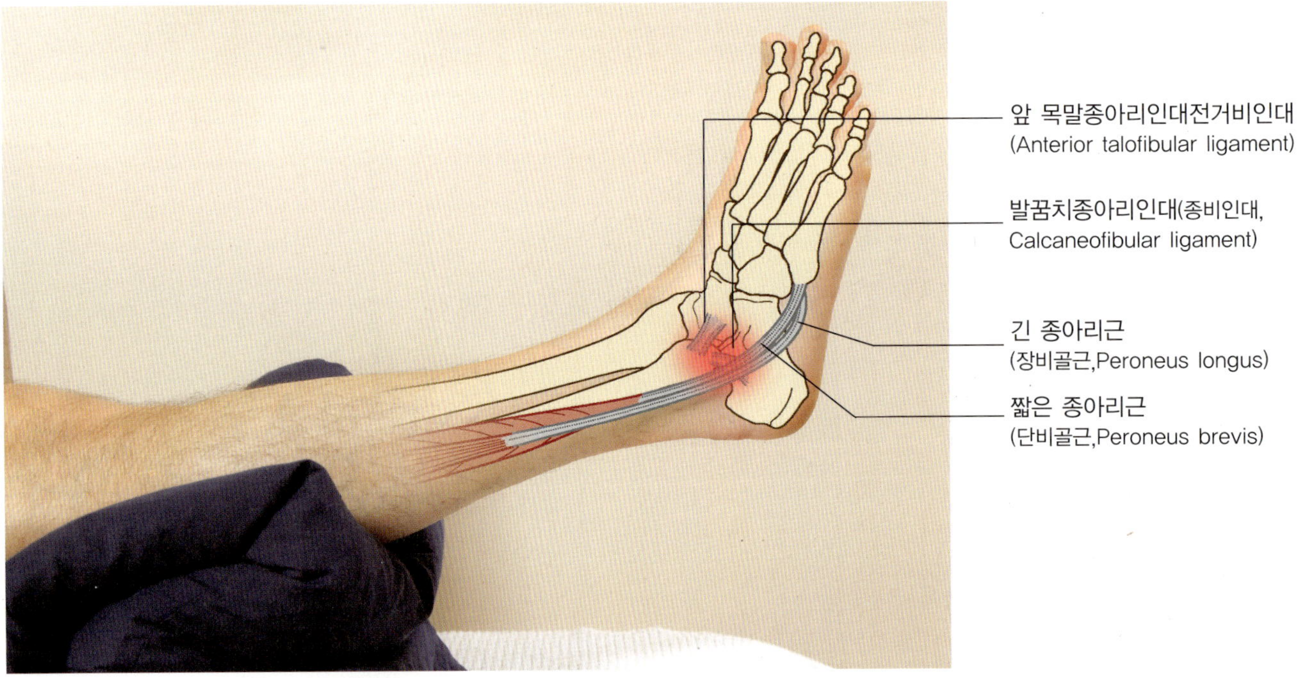

그림 2.4 가쪽 인대/ 종아리근(비골근, Peroneal muscle)

1. 환자에게 다리펴고 앉은 자세(long sitting position)를 취하도록 하고, 다리가 들리게 종아리에 타월이나 베개를 놓는다. 환자는 발목을 발등굽힘(배측굴곡, Dorsi flexion)과 발을 가쪽번짐(외번, Eversion)한다. 환자는 일단 이 자세를 유지 시키고, 'I' 스트립을 안쪽 복사뼈(내측과, medial malleolus)부터 시작하여 100%정도 늘려서 발바닥을 지나 가쪽 복사뼈(외측과, lateral malleolus)위 까지 붙이면 안정성이 향상 될 것이다. 그림 2.5와 같이 가쪽 인대가 덮이는 것을 볼 수 있을 것이다.

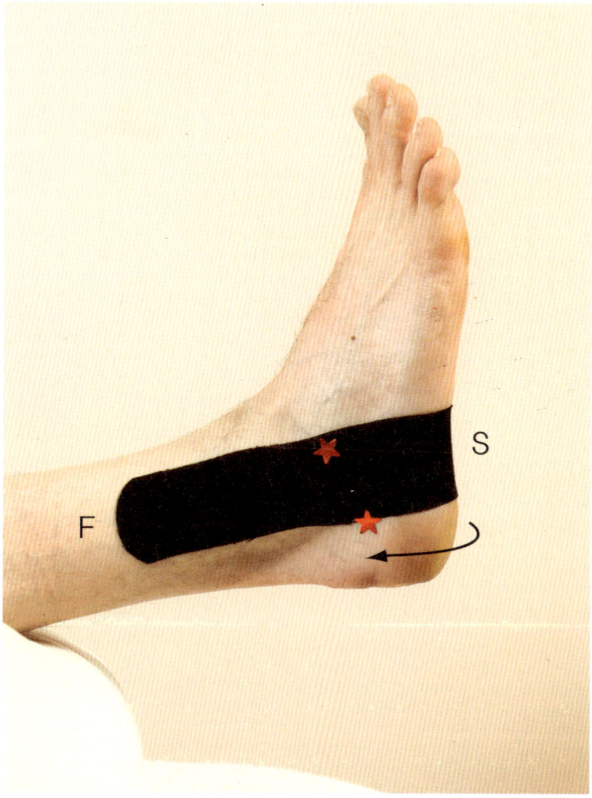

그림 2.5 첫 번째로 가쪽 인대의 안정성을 위해 적용한다.

2. 또 다른 'I' 스트립을 발꿈치뼈(종골, Calcaneus) 안쪽에서부터 발꿈치뼈(종골, Calcaneus)의 뒤쪽 가로방향을 따라 붙이며, 테이프의 흐름대로 발바닥면을 따라 적용한다. 테이프는 50%정도 늘려서 붙이며, 마무리는 그림 2.6과 같이 발등에서 마무리 한다.

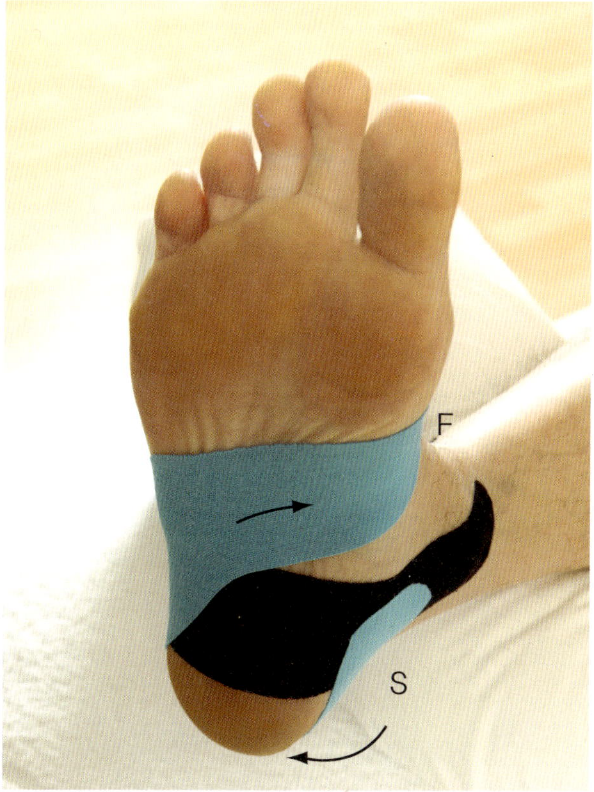

그림 2.6 두 번째로 안쪽에서부터 테이핑 적용

3. 동일한 방법을 반복하지만, 이번에는 'I' 스트립으로 가쪽부터 50%정도 늘려서 적용하여 발바닥으로 오게 하며 발등에서 마무리 한다. 이 두 개의 스트립은 그림 2.7(a,b)와 같이 우리가 '8자모양 잠금 방법(figure 8 lock technique)' 이라고 부르는 방법과 비슷하게 적용한다.

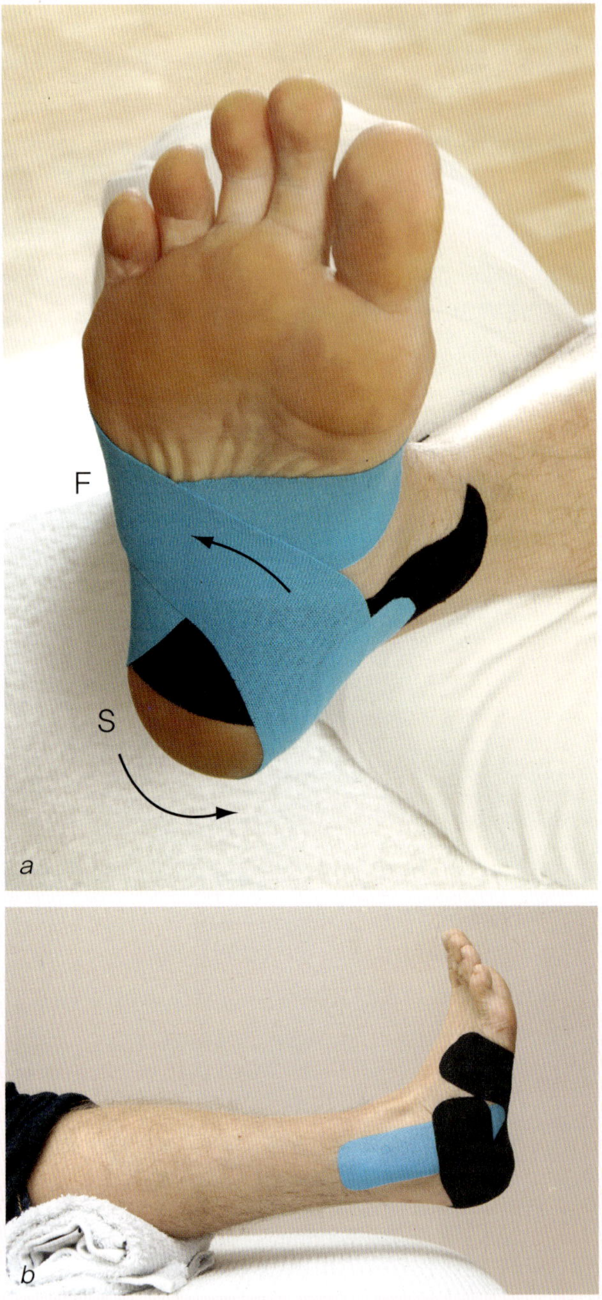

그림 2.7(a,b) 세 번의 테이핑적용은 가쪽 측면에서 시작해서 마무리하는 '잠금(lock)' 방법 형태의 테이핑이다.

4. 이전에 설명했던 방법으로 열을 발생시켜 접착효과를 높여준다.

아킬레스건염 (Achilles tendinopathy)

아킬레스 통증은 하루에 내원하는 많은 운동선수들 중 가장 많이 치료하는 부위 중 하나이며, 이 방법은 내가 좋아하는 키네시오로지 테이핑 방법 중 하나로, 내가 자주 사용하는 방법 이다. 아킬레스건은 가끔 염증(힘줄염으로 알고 있는)이 생기며, 주로 과사용(overuse)을 통해 생긴다. 과사용을 치료하지 않고 방치 했을 때 굵게 된 부분(thickening)을 시진과 촉진을 통해 알 수 있다. 그 굵게 된 부분은 염증화된 힘줄로 변화되어 잠정적으로 돌이킬 수 없이 되고 이 상태를 '힘줄염(건병증, Tendinosis)' 이라고 부른다(그림 2.8).

Lee 등(2012)은 아킬레스건의 압통 때문에 발목 관절가동범위(ROM)와 함께 스포츠 활동을 할 수 없는 운동선수들에게 키네시오로지 테이핑을 적용에 대한 효과를 연구하였다. 전체적으로 키네시오로지 테이핑을 적용한 후 관절가동범위의 증가가 나타났으며, 또한 VISA-A 설문지*를 통해 압통(tenderness)과 통증이 감소한 것을 알 수 있었다.

기억하세요, 키네시오로지 테이핑은 '증상들(symptoms)'을 치료하지만 통증의 '원인(cause)'을 치료하지 못한다. 그러나, 근본적인 원인을 조사하는 동안, 테이핑은 통증을 감소시키기 위한 '도구상자(toolbox)'에서 큰 부속품 중 하나라고 설명할 수 있다.

*이 설문지는 아킬레스건염의 정도를 알아보는 지표역할을 하는 설문지다.

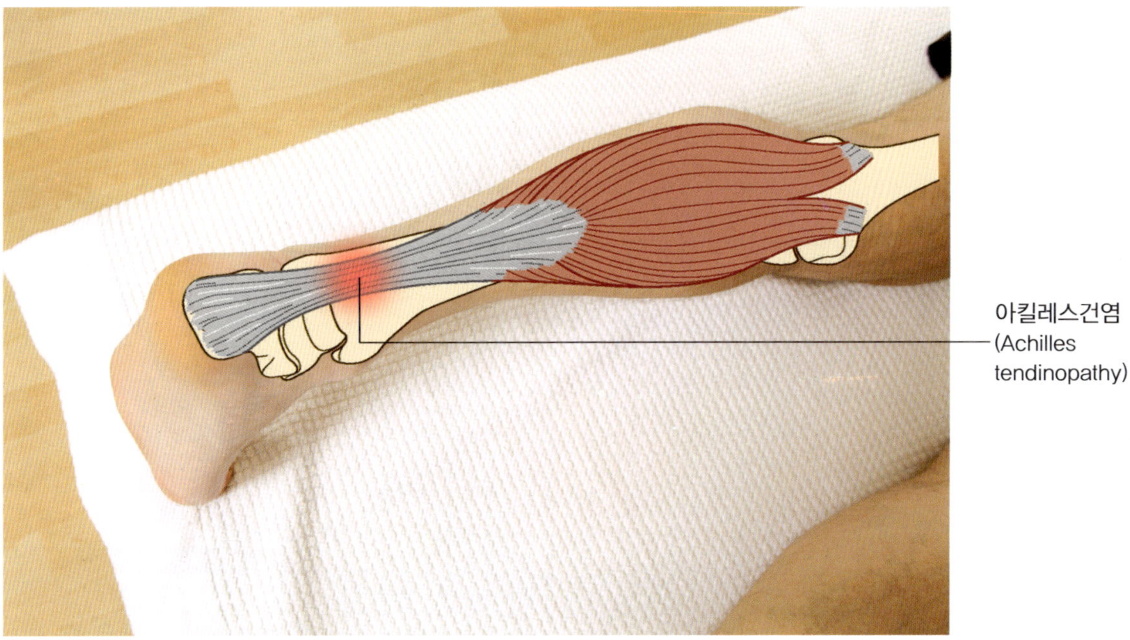

그림 2.8 아킬레스건염/건병증

1. 환자는 엎드린 자세로 발가락을 펴하고 발목을 발등굽힘(배측굴곡, Dorsiflexion)자세를 취한다. 늘리지 않고(no stretch) 'I' 스트립을 이용하여 발뒤꿈치(종골, Calcaneus)에서 아킬레스건을 지나 종아리 중앙부위에서 마무리 한다(그림 2.9).

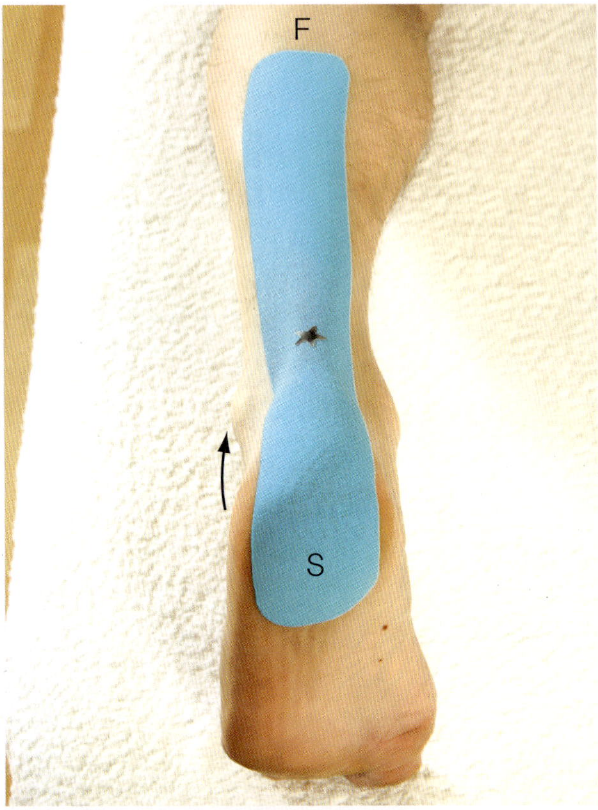

그림 2.9 첫 번째 테이핑은 발뒤꿈치(종골, Calcaneus)에서 시작해서 종아리 중앙에서 마무리 한다.

2. 발뒤꿈치(종골, Calcaneus)에 'Y' 스트립의 패드를 적용하고 75%정도 늘려서 안쪽 가지를 먼저 붙이는 것을 권장한다. 그리고 그림 2.10에서 보여주듯이 가쪽을 같은 방법 적용한다.

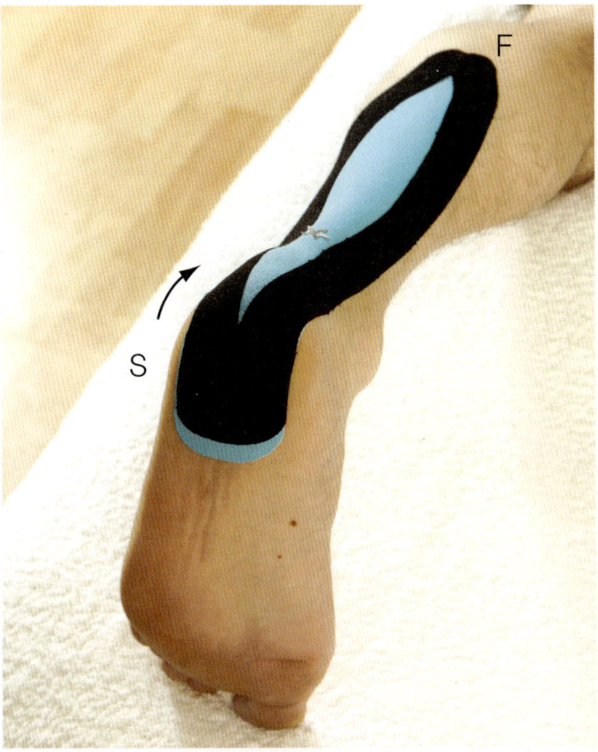

그림 2.10 두 번째 테이핑은 발뒤꿈치(종골, Calcaneus)에서 시작한다.

3. 'X' 나 작은 'I' 스트립으로 통증부위를 75-100% 정도 늘려 붙여주고 끝부위는 늘리지 않고(no stretch) 붙여준다(그림 2.11).

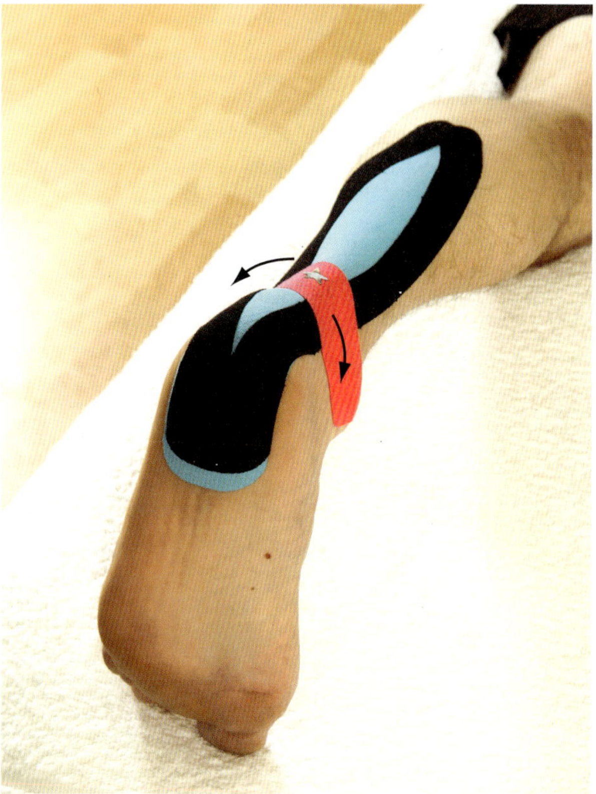

그림 2.11 세 번째 테이핑 적용은 'X' 또는 작은 'I' 스트립으로 통증부위를 지나게 붙여준다.

4. 열을 발생시켜 접착효과를 높여준다.

종아리 근육 과긴장 (좌상, Calf strain)

종아리 근육(Calf)은 장딴지근(비복근, Gastrocnemius)과 가자미근(가자미근, soleus)이 그룹화 되어 종아리 세갈래근(하퇴 삼두근, Triceps surae)을 구성한다. 이 근육 그룹의 근과긴장(좌상, Strain)은 일반적으로 운동선수들에게 발생하며, 통증은 그림 2.12에서 보는바와 같이 근힘줄이음부(근건접합부, musculotendinous junc tion, MTJ) 구성요소나 장딴지근(비복근, Gastrocnemius)과 가자미근(가자미근, Soleus)의 힘살(근복, belly)에서 근 좌상/ 열상에 의해 나타난다. 나는 테이핑 방법이 두 연부조직의 염증과 통증을 감소시키는데 매우 효과적이라는 것을 보여주고자 한다.

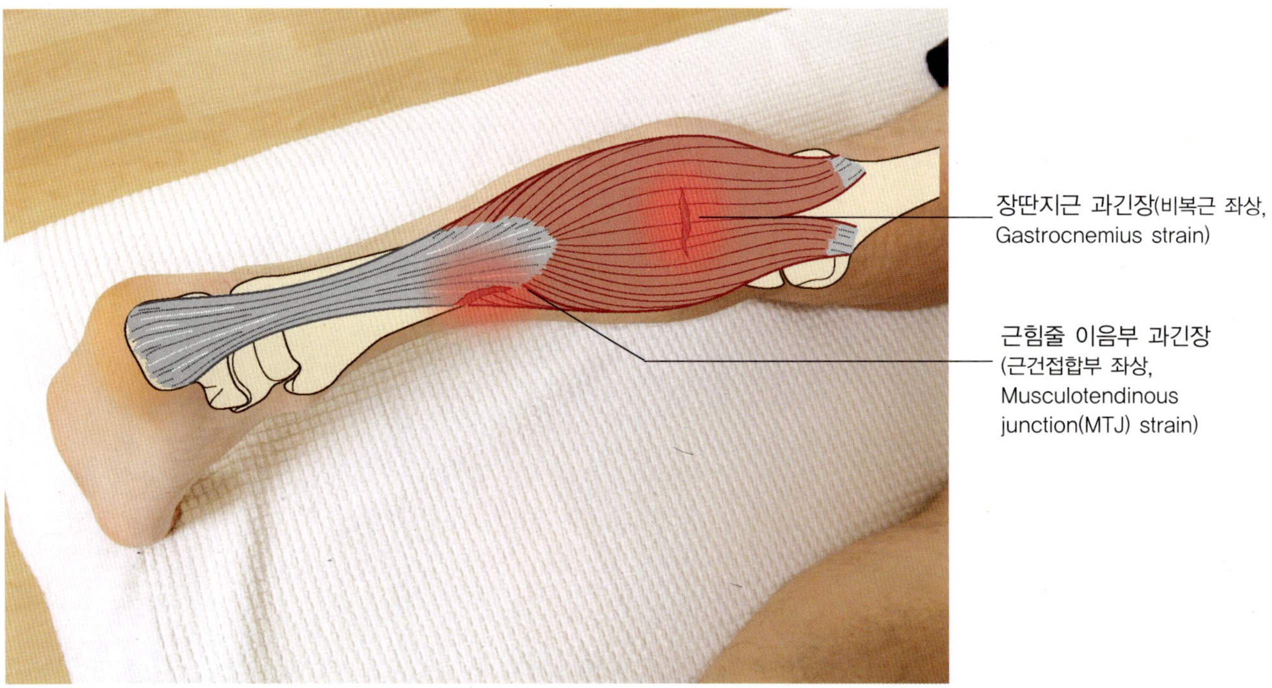

그림 2.12 장딴지근(비복근, Gastrocnemius)의 근힘줄이음부과긴장(근건접합부 좌상, MTJ strain)

1. 환자는 엎드린 자세로 발가락을 펌하고 발목을 발등 굽힘(배측굴곡, Dorsiflexion)한 자세를 유지한다. 늘리지 않고(no stretch) 'I' 스트립을 이용하여 아킬레스 위쪽부터 안쪽을 타고 통증부위를 지난다. 그림 2.13 과 같이 종아리의 중앙부위를 통과하여 마무리 한다.

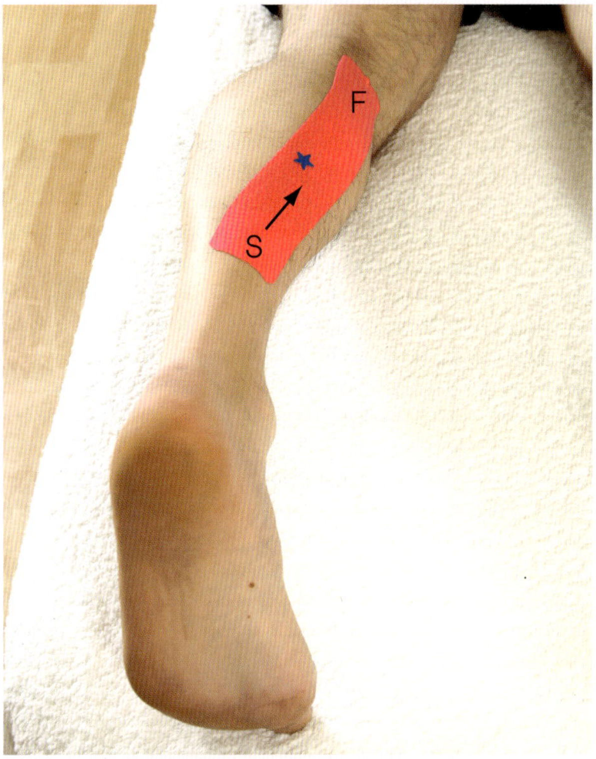

그림 2.13 첫 번째 테이핑을 아킬레스 안쪽부터 시작하여 종아리근육 중앙부위를 통과하여 적용한다.

2. 좀 더 작은 'I' 스트립을 이용하여 통증 호소부위를 75-100%정도 늘려 교차하여 적용하고 끝 부분은 늘리지 않고(no stretch)으로 붙인다(그림 2.14).

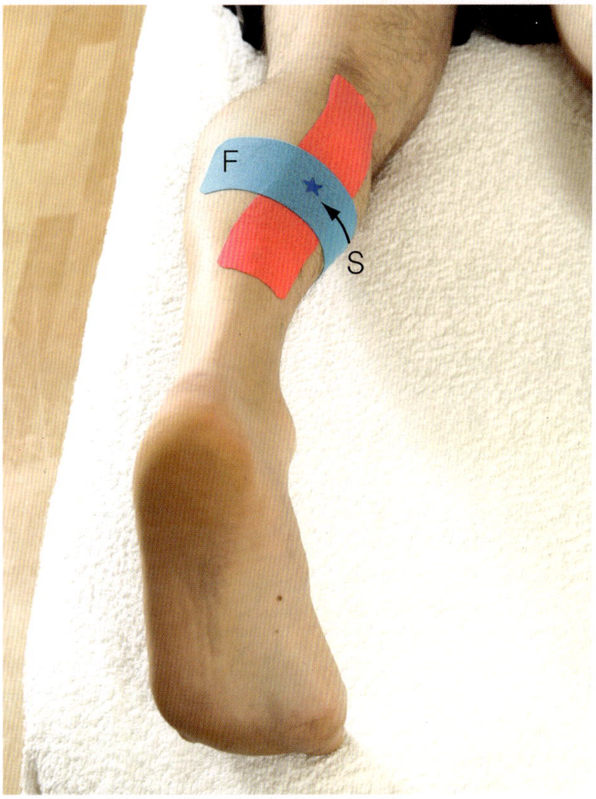

그림 2.14 두 번째 테이핑은 통증호소 부위를 작은 'I' 스트립을 이용하여 가로 지른다.

3. 열을 발생시켜 접착효과를 높여준다.

안쪽 정강이 스트레스 증후군 (Medial tibial stress syndrome)/ 후방구획증후군; 정강이 덧대 (Posterior compartment syndrome; Shin Splints)

이 증상 또한 매우 일반적으로 나타나며, 특별히 다른 스포츠뿐만 아니라, 럭비나 축구, 하키와 같이 경기 중이거나 경기 후에 통증이 정강뼈(경골, Tibia) 안쪽 하부 측면만 국소화(localised) 될 수 있다. 이 상태는 뼈의 '골막(Periosteum)' 에 자극을 주기 시작하며 '골막염(periostitis)' 을 발생시킬 수 있다.

그림 2.15에서 보여주는 바와 같이 정강이(경골,Tibia) 안쪽면에 있는 뒤정강근(후경골근, Tibialis Posterior), 긴 발가락굽힘근(장지굴근, Flexor digitorum longus), 긴 엄지 굽힘근(장무지굴근,Flexor hallucis longus)(일반적으로 어중이 떠중이(tom dick and harry)로 알려진 근육에 통증의 원인이 있다. 만약 치료하지 않고 방치 하는 경우, 정강뼈(경골,Tibia)의 안쪽 면에 지속적으로 피로가 가해져서, 결국 피로 골절이 발생하게 될 것이다. 이 종류의 손상은 재활치료 프로그램 전에 6-8주 정도 휴식을 취해야 회복이 가능해서 복귀할 수 있다. 이 손상을 무시하게 되면, 최악의 경우 후방구획증후군(Posterior compartment syndrome)으로 진행될 수 있으며, 근막내의 압력을 감소시키기 위해 근막절제술(fasciotomy)이 권장될 수 있다.

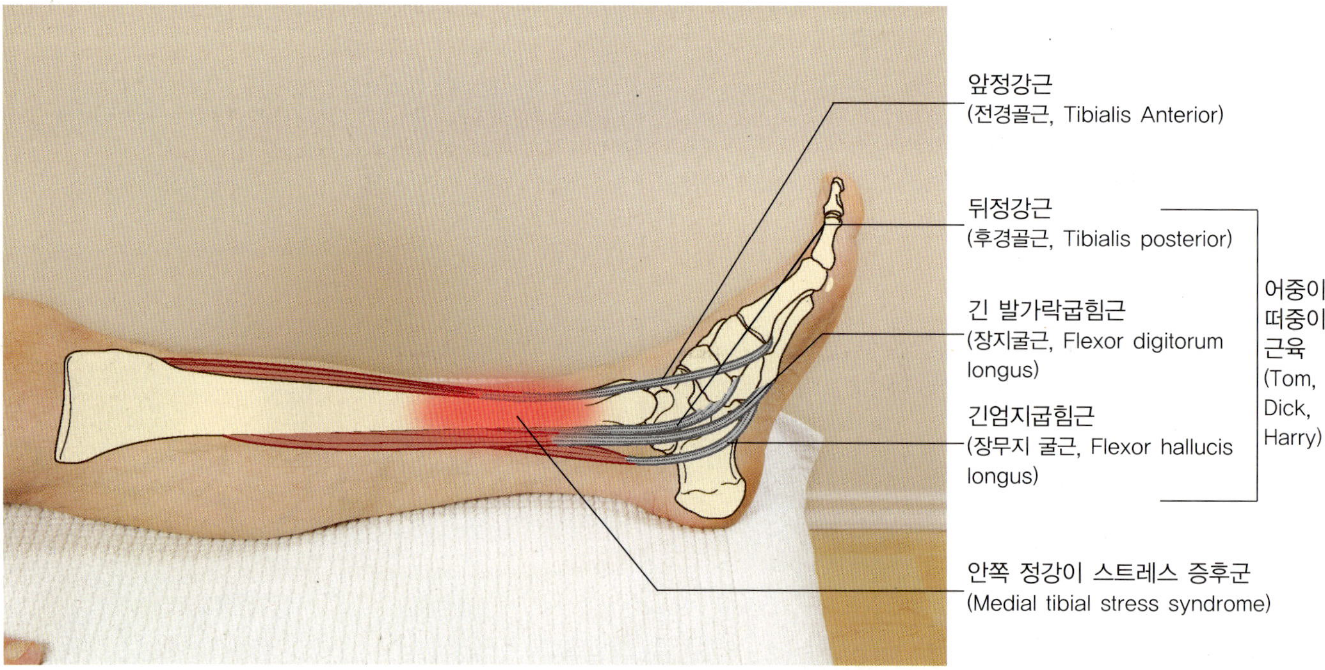

그림 2.15 골막염/정강뼈(경골, Tibia) 안쪽 모서리의 정강뼈 덧대(Shin Splints)와 관련된 근육들

1. 환자에게 다리 펴고 앉은 자세(long sitting position)를 취하도록 하고, 발목은 발등굽힘(배측굴곡, Dorsi flexion)과 발은 가쪽번짐(외번, Eversion)시켜 뒤정강근(후경골근, Tibialis Posterior)이 신장된 상태로 놓는다. 'I' 스트립을 거의 늘리지 않은 상태로 발배뼈(주상골, Navicular bone)에서 시작하여 내측 복사뼈(내측과, Medial malleolus) 밑을 지나 그림 2.16과 같이 통증부위를 덮고 정강뼈(경골, Tibia) 안쪽모서리를 따라 적용한다.

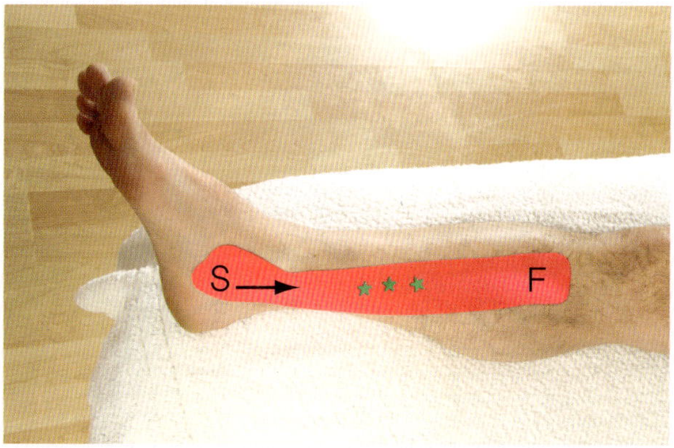

그림 2.16 첫 번째 테이프는 발배뼈(주상골,navicular bone)에서 시작해서 정강뼈(경골, Tibia) 안쪽 모서리에서 마무리 한다.

2. 'Y' 스트립으로 뒤쪽 통증부위에서 각각의 가지를 75%정도 늘려서 시작하여 그림 2.17과 같이 통증이 심한 곳을 교차하여 적용한다.

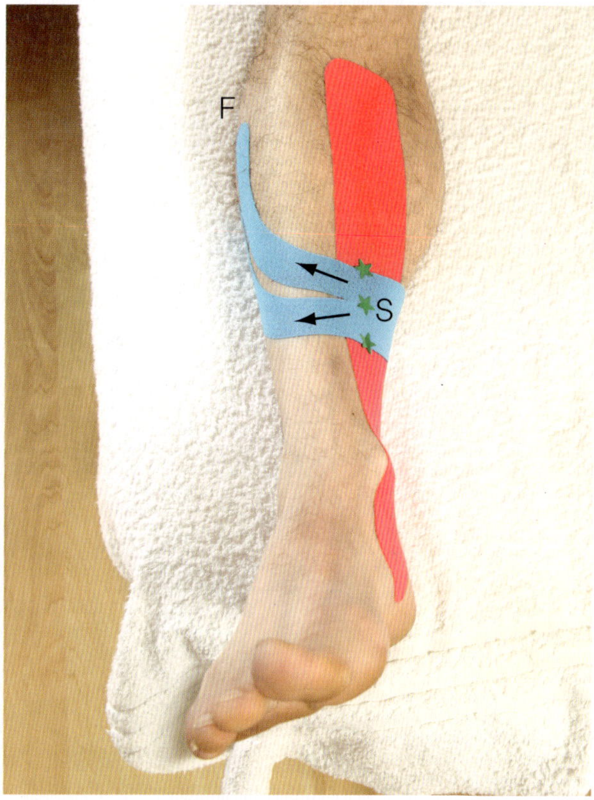

그림 2.17 두 번째 테이프는 뒤쪽 통증부위에서 적용한다.

3. 열을 발생시켜 접착효과를 높여준다.

앞정강근 건염
(Anterior tibialis tendinopathy)/
전방구획증후군
(Anterior compartment syndrome)

운동선수들이 정강이 앞쪽면에 통증이 있을 때 전방구획증후군(Anterior compartment syndrome), 앞정강근(전경골근, Tibialis Anterior) 건염 또는 근과긴장(좌상, strain, 또는 폄근(신근, Extensor) 힘줄 과긴장(좌상, strain)과 같은 여러 가지 문제를 유발할 수 있다. 그러나, 만약 발목관절 앞쪽에 통증이 국소화(localised) 된다면, 그 때는 아마도 앞정강근(전경골근, Tibialis Anterior) 건염이 발생한 것이다. 만약 통증이 앞정강근(전경골근, Tibialis Anterior)의 근힘살(근복, belly) 부위에 있다면, 전방구획증후군(Anterior compartment syndrome)이 잠재되어 있을 것이다(그림 2.18에서 두 가지상태를 보여주고 있다). 이런 연부조직 손상은 하키나, 축구 와 같이 주로 달리기를 하는 스포츠에서 발생되는 경향이 있다.

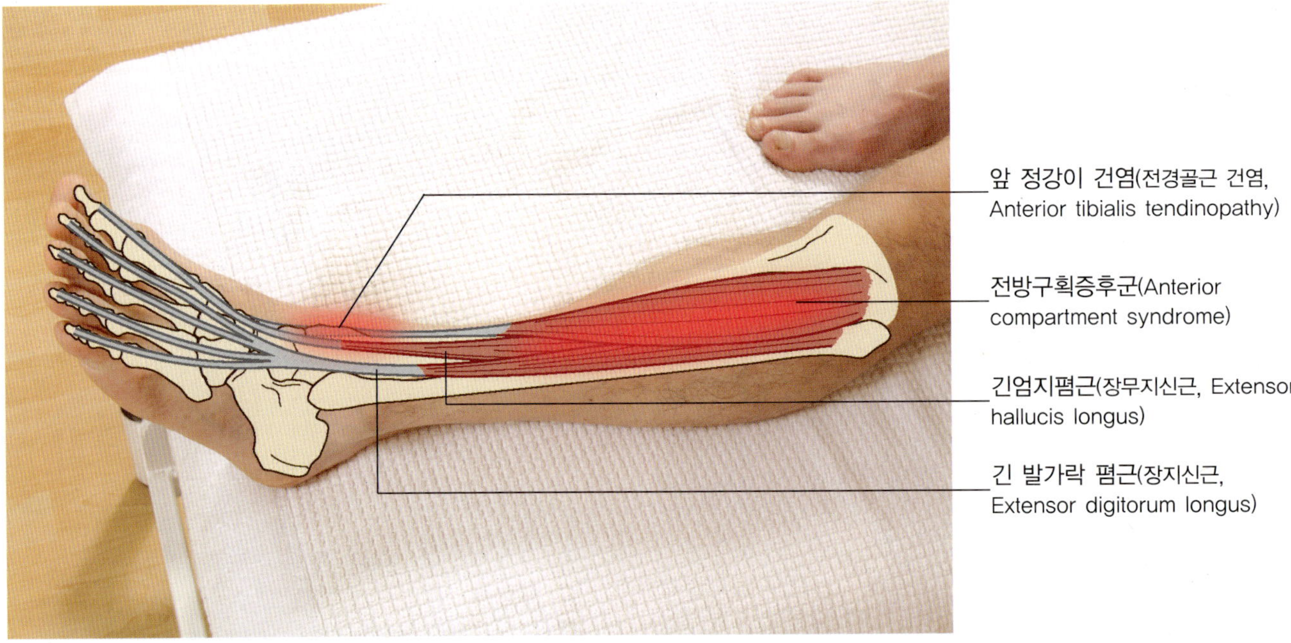

그림 2.18 앞정강근(전경골근, Tibialis Anterior)의 건염과 전방구획증후군(Anterior compartment syndrome)에 의해 앞정강이에 통증이 발생할 수 있다.

1. 환자에게 다리펴고 앉은 자세(long sitting position)를 취하도록 하고, 앞정강근(전경골근, Tibialis Anterior)이 신장 되도록 발목은 발바닥굽힘(저측굴곡, Plantar flexion)과 동시에 발은 가쪽번짐(외번, Eversion)시킨다. 'I' 스트립을 이용하여 늘리지 않은 상태로 발의 안쪽(내측, Medial) 쐐기뼈(설상골, Cuneiform bone)에서 부터 앞정강근(전경골근, Tibialis Anterior)의 해부학적 구조에 따라 잇는점(기시, Origin)까지 적용한다(그림 2.19).

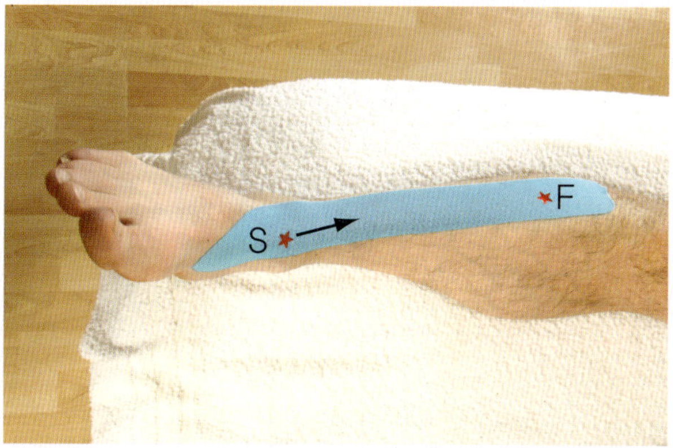

그림 2.19 첫 번째 테이핑은 쐐기뼈(설상골,cuneiform bone)에서 부터 앞정강근(전경골근,Tibialis Anterior)의 잇는점(기시,origin)까지 적용한다.

2. 작은 'I' 스트립을 75-100%정도 늘려 통증부위를 교차하여 적용한다(그림 2.20).

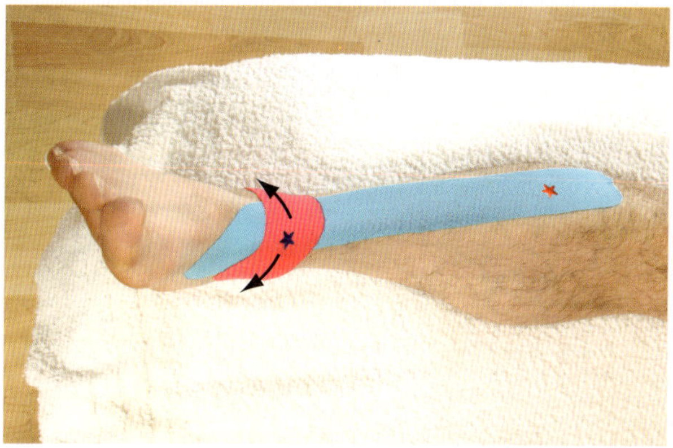

그림 2.20 두 번째 테이핑은 작은 'I' 스트립을 이용하여 통증부위를 가로 지른다.

3. 다른 작은 'I' 스트립을 75-100%정도 늘려 다른 'I' 스트립을 교차하여 'X' 스트립과 같이 보이게끔 모양을 완성한다(그림 2.21).

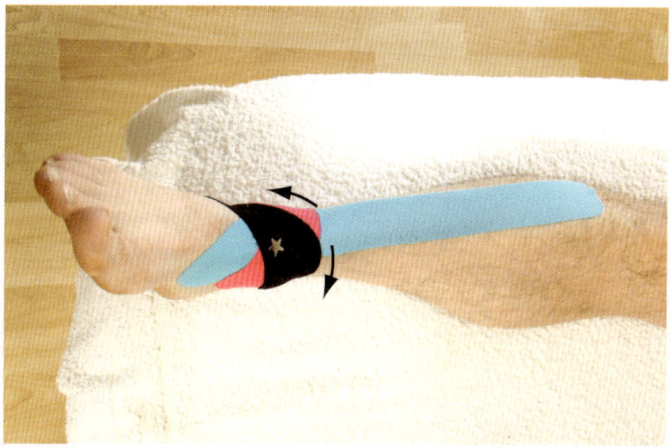

그림 2.21 세 번째 테이핑은 작은 'I' 스트립으로 'X' 모양을 만든다.

4. 열을 발생시켜 접착효과를 높여준다.

3

무릎에서의
키네시오로지 테이핑 방법

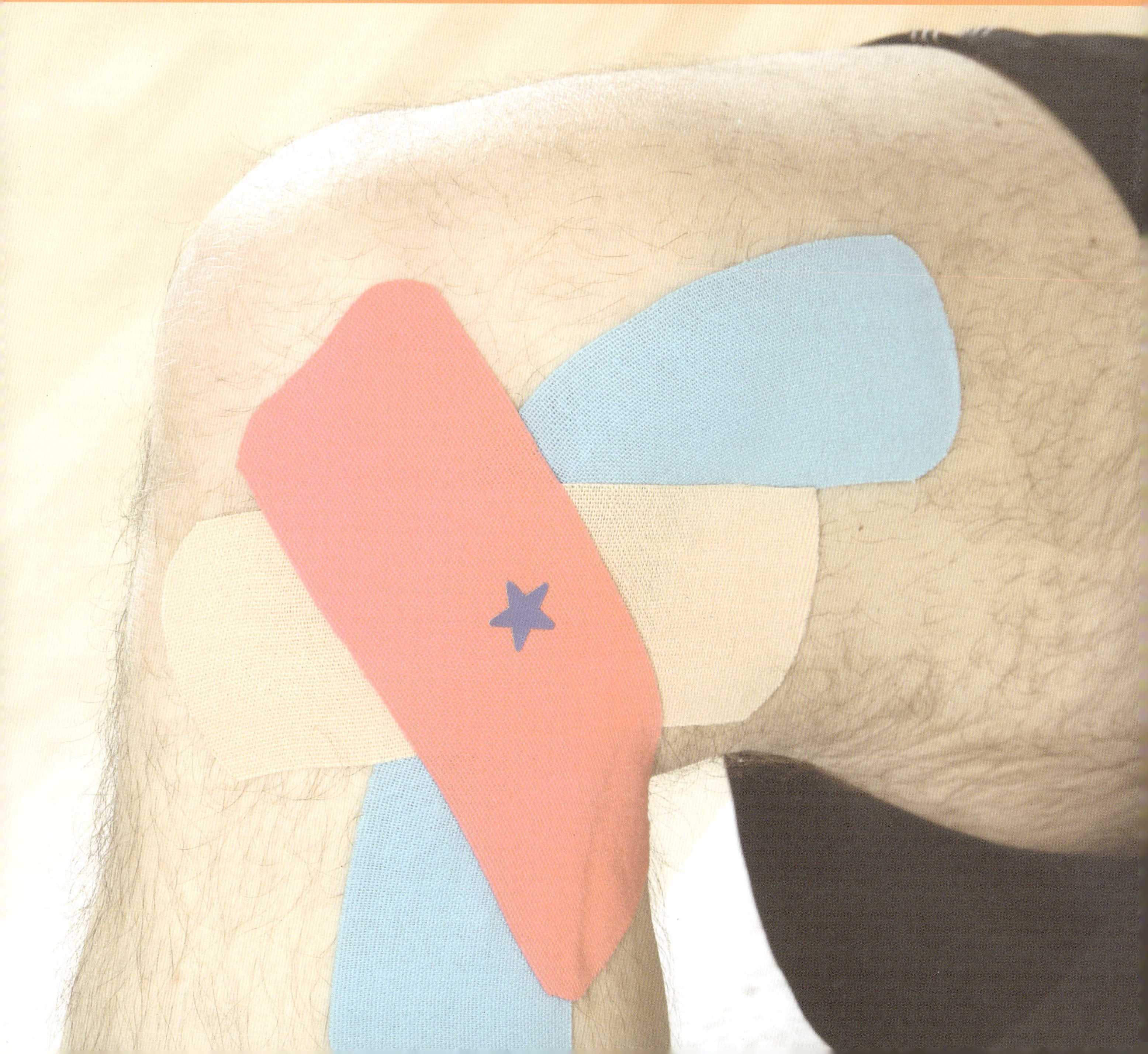

일반적인 무릎 통증 (General knee pain) / 슬개대퇴통증증후군 (Patellofemoral pain syndrome)

슬개대퇴통증증후군(Patellofemoral pain syndrome, PFPS)은 무릎뼈(슬개골, Patella)의 잘못된 움직임과 관련되어서 발생하는 통증이다(그림 3.1). 이 질환은 목말(거골하, subtalar joint)관절의 과도한 엎침(회내, pronation)이나 발이 신체 역학적(biomechanics)으로 비정상인 배열에 의해 발생한다. 넙다리네갈래근(대퇴사두근, Quadriceps)의 안쪽근육(안쪽 넓은근, 내측광근, Vastus medialis) 약화 또한 슬개대퇴통증증후군의 원인이 될 수 있다. 특히, 넓은안쪽빗근(광내사근, Vastus medialis oblique) 섬유의 위축에 의해 통증과 부종이 약간 발생한다. 또한, 약한 중간볼기근(중둔근, Gluteus medius, Gmed)과 큰볼기근(대둔근, Gluteus maxiums, Gmax)도 무릎 통증의 원인이 될 수 있다. 그러므로 나는 무릎관절을 '운동사슬에서의 약한 연결고리(a weak link in the kinetic chain)' 라고 부르며, 문제가 있는 곳에 일반적으로 통증이 항상 발생하는 것은 아니다.

Chen 등(2008)은 '계단 오르는 동안 슬개대퇴통증증후군 환자들의 키네시오로지 테이핑에 대한 역학적 효과' 에 대한 연구를 하였다. 그들은 키네시오로지 테이핑 적용 후 계단 오르는 동안 통증이 감소하고 무릎뼈(슬개골, Patella) 안정성의 역학적 비율인 안쪽 넓은근(내측광근, Vastus medialis, VMO)/가쪽 넓은근(외측광근, Vastus lateralis, VL)이 향상된다는 결론을 제시하였다.

일반적으로 PFPS를 치료할 때 가장 많이 이용하는 치료방법을 이용해서 나는 여러 형태의 스트랩과 테이핑 방법을 이용해서 치료하였다. 산화아연(zinc oxide, Z/O)을 이용한 전형적인 스포츠테이핑 방법과 무릎뼈(슬개골, Patella)의 정렬을 조절할 수 있는 McConnell 방법뿐만 아니라 키네시오로지 테이핑도 이용하였다. 나는 이 치료 방법들이 무릎관절에서의 독특한 효과들을 가지고 있어서 다양하게 테이핑 방법들을 사용하고 있다. 그러나 '운동선수와 환자' 의 지속적인 통증을 즉각적으로 도와줄 수 있는 키네시오로지 테이핑 방법을 선호한다.

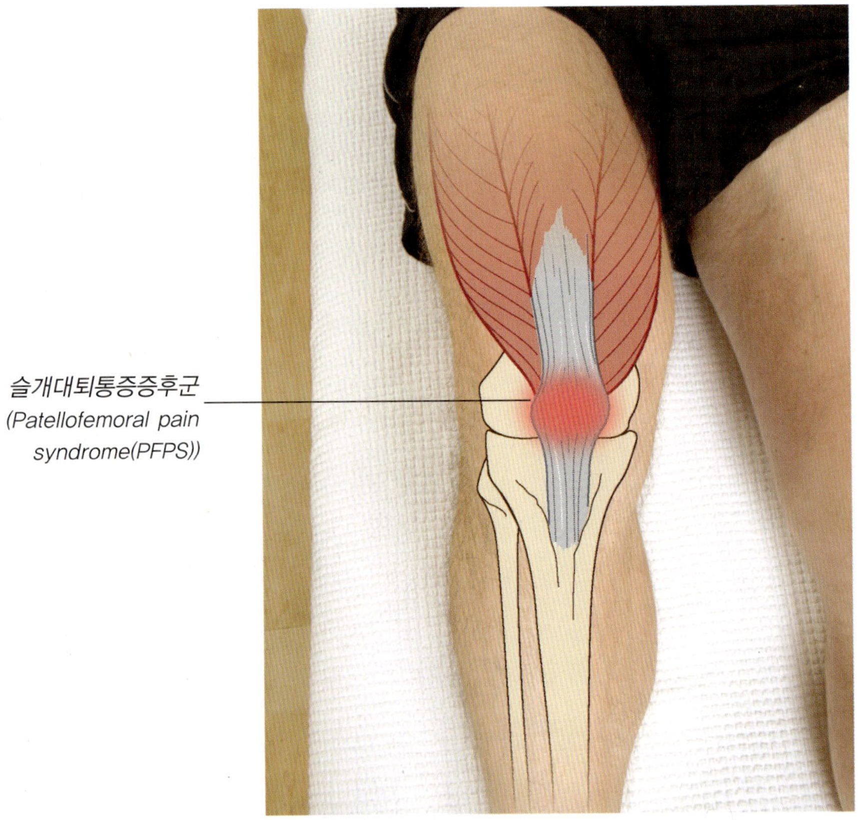

그림 3.1 일반적인 무릎 통증/슬개대퇴통증증후군

1. 환자에게 다리펴고 앉아서(long sitting position) 무릎을 90°구부린 자세를 취하도록 한다. 그 다음 늘리지 않고(no stretch) 'Y' 스트립으로 무릎뼈(슬개골, Patella) 위쪽에서부터 시작하여, 무릎뼈의 안쪽과 가쪽 측면을 붙인다. 정강뼈 거친면(경골조면, Tibial tuberosity)에서 교차하면서 마무리 한다(그림 3.2).

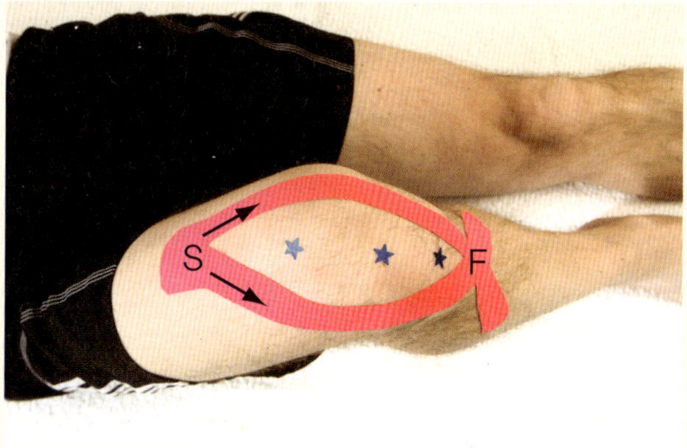

그림 3.2 첫 번째 'Y' 스트립은 무릎뼈(슬개골, Patella)위에서 시작하여 정강뼈 거친면(경골조면,tibial tuberosity)에서 마무리 한다.

2. 정강뼈 거친면(경골조면,tibial tuberosity)에서 'Y' 스트립을 무릎뼈의 안쪽과 가쪽 주변을 따라 붙이며, 첫 번째 'Y' 스트립과 너무 겹치지 않게 붙인다. 약간 늘려서 붙인다(그림 3.3)

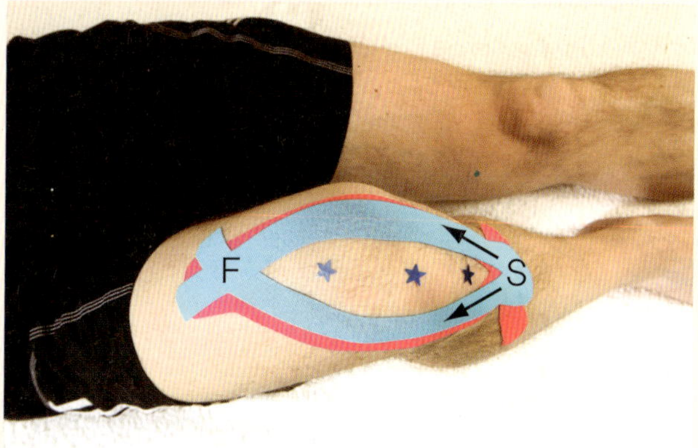

그림 3.3 두 번째 'Y' 스트립은 정강뼈 거친면(경골조면, Tibial tuberosity)에서 시작하여 첫 번째 테이핑 시작지점에서 마무리 한다.

3. 열을 발생시켜 접착효과를 높여준다.

4. 열을 발생시켜 접착효과를 높여 주었을 때, 아래다리(하퇴, Low limb)를 내리고 테이프의 '주름' 을 관찰한다. 이 주름은 테이핑 밑부분의 연부조직을 들어 올려 키네시오로지 테이핑의 효과를 나타낸다.

전체적인 무릎 테이핑 (Full Knee Taping): PFPS/ 슬개골 건염 (Patellar Tendinopathy)/ 오스굿슐라터병 또는 정강뼈거친면뼈연골증 (Osgood-Schlatter' s disease)/ 점액낭 염 (Bursitis)

어떤 운동선수들은 무릎뼈(슬개골, Patella) 아래 부분이나 무릎 힘줄(슬개건, Patella Tendon)과 같은 연부조직과 다른 구조의 연부조직에 통증이 있을 수 있다. 그러나, 이 통증은 다른 관련된 구조인 정강뼈 고원(경골 고평부, Tibial plateau)의 윗부분(top)과 지방 패드(Fat pad), 무릎밑 관절낭(슬개하 점액낭, Infrapatellar bursa) 그리고 심지어 반달판(반월판, Meniscus)에 의해 발생할 수 있다.

만약, 예를 들면, 농구선수가 이 부분에 통증을 호소한다면 단순히 무릎 힘줄(슬개건, Patella Tendon)의 병증인 '점퍼 무릎(Jumper' s knee)' 이라는 것을 가정 할 수 있다. 그러나, 14세의 축구 선수가 무릎 힘줄(슬개건, Patella Tendon)이 닿는 부분인 정강뼈 거친면(경골 조면, Tibia tuberosity)의 통증으로 내원한 경우 정강뼈거친면 뼈연골증(Osgood-Schlatter' s disease)에 더 가깝다(그림 3.4).

다음과 같은 방법은 움직임을 제한하지 않고 좀 더 안정성을 제공하는 '전체적인 무릎테이핑(full knee taping)' 으로 알려져 있다. 이 방법은 무릎뼈 아래쪽면(aspect of inferior patella)의 국소적인 통증을 감소뿐만 아니라 무릎넙다리관절(슬개대퇴관절, Patellofemoral joint)의 위치를 조절할 수 있어 치료 프로그램에 포함할 수 있는 탁월한 방법이다.

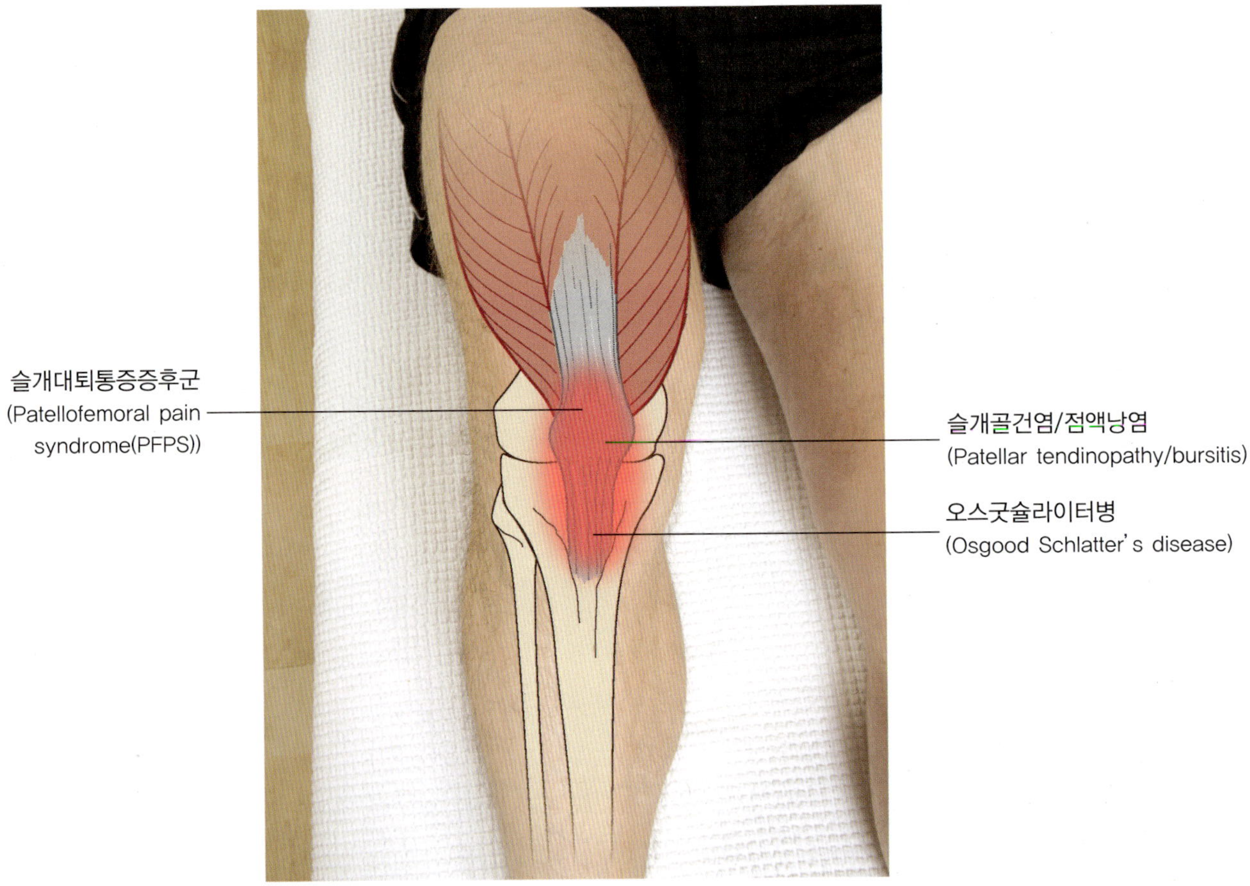

그림 3.4 일반적인 무릎 통증/슬개대퇴통증증후군

1. 환자에게 다리를 펴고 앉아서(long sitting position) 무릎을 90°구부린 자세를 취하도록 한다. 작은 'I' 스트립을 이용하여 75-100%정도 늘려서 무릎 힘줄(슬개건, Patella Tendon)을 가로 지른다(그림 3.5).

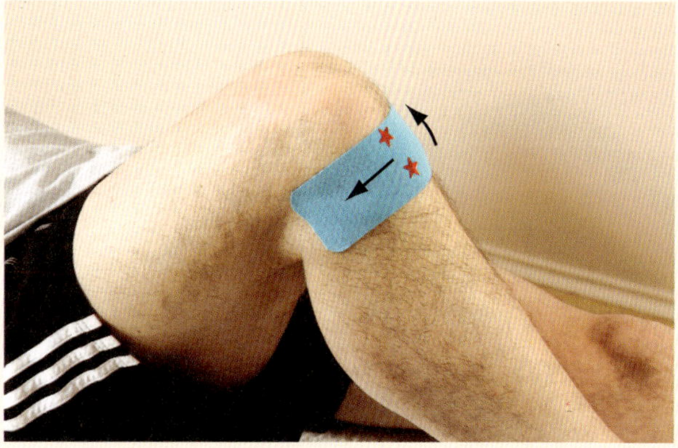

그림 3.5 작은 'I' 스트립을 이용하여 무릎 힘줄(슬개건, Patella Tendon)을 가로 지른다.

2. 'I' 스트립을 25%정도 늘려서 허벅지 안쪽에서 무릎뼈(슬개골, Patella)를 향해 붙이고 무릎뼈 안쪽에서 무릎 앞쪽으로 이동하면서 50%정도 늘려서 붙이며, 정강뼈 거친면(경골조면, Tibia tuberosity)에서 늘리지 않고(no stretch) 붙이고 마무리 한다(그림 3.6).

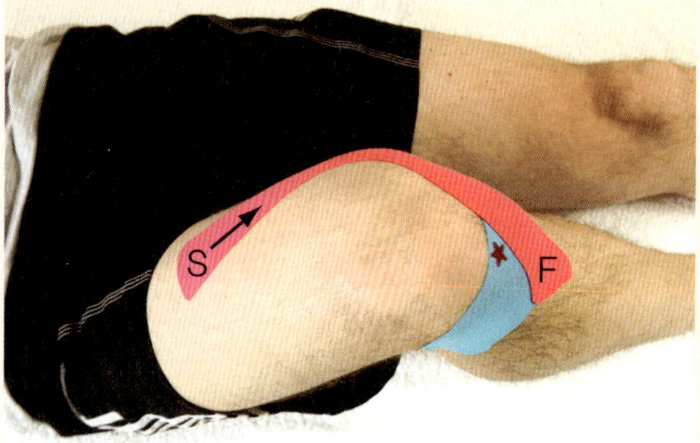

그림 3.6 'I' 스트립을 이용하여 허벅지 안쪽부터 정강뼈 거친면(경골조면, Tibia tuberosity)까지 붙인다.

3. 이 방법은 위 방법과 비슷하지만 'I' 스트립을 허벅지 가쪽 측면에서 25%정도 늘려서 무릎뼈(슬개골, Patella)를 향해 붙인다. 무릎뼈 가쪽에서 무릎 앞쪽으로 이동하면서 50%정도 늘려서 붙이며, 정강뼈 거친면(경골조면, Tibia tuberosity)에서 늘리지 않고(no stretch) 마무리 한다(그림 3.7a).

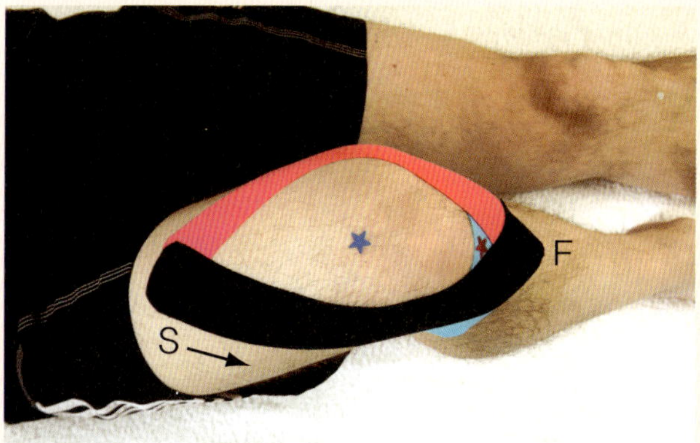

그림 3.7a 'I' 스트립을 이용하여 허벅지 가쪽부터 정강뼈 거친면(경골조면, Tibia tuberosity)까지 붙인다.

4. 열을 발생시켜 접착효과를 높여준다.

무릎을 폄(신전, Extension)시키고 그림 3.7b와 같이 무릎뼈(슬개골, Patella)주변 피부의 '들림(lifting)' 이 나타난다. 이 들림(lifting of skin)은 키네시오로지 테이핑의 효과를 보여준다.

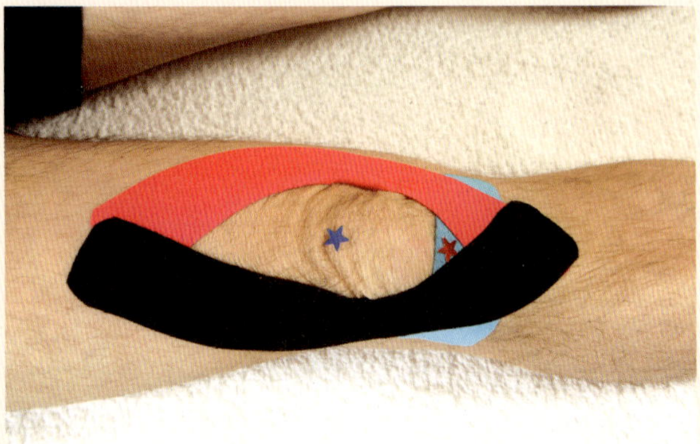

그림 3.7b 무릎을 폄(신전, Extension)상태로 '피부 들림효과(lifting of the skin effect)'를 보여준다.

외측 무릎 통증 (Lateral knee pain) : 장경인대 마찰증후군 (Iliotibial band fricition syndrome)/외측 반달연골 통증 (Lateral meniscus pain)/외측 측부인대 염좌 (Lateral collateral ligament(LCL) sprain)

나는 개인적으로 모든 사람들이 달리기(Running)를 즐긴다고 믿으며, 인생을 살아가면서 마라톤 대회 참가 또는 달리기를 여가로 즐기면서 무릎의 다양한 각도에서 가쪽 통증을 경험할 수 있다. 운동선수 또는 환자가 무릎의 가쪽 측면 통증을 가장 많이 보이고 있고 그들은 공통적으로 장경인대 마찰증후군(Iliotibial band fricition syndrome, ITBFS)을 가지고 있다. 처음 달리기를 시작하는 환자와 같이 단순하게 잘못된 신발 착용을 함으로써 무릎 통증을 경험하는 이유가 될 수 있다.

이 책에서는 모든 가쪽 측면 무릎통증의 원인에 대해서는 다루지 않을 것이다(그림 3.8). 그러나 다음과 같은 키네시오로지 테이핑 방법은 환자의 통증을 줄이는데 도움이 될 것이다. 이 환상적인 방법을 통해 가능한 최대한 통증을 줄임으로써 환자/운동선수가 지속적으로 그들이 좋아하는 스포츠에 참가할 수 있을 것이다. 뿐만 아니라 물리치료 분야에서 평가(근본원인 확인)와 그에 따른 치료를 적용할 때 사용할 수 있다.

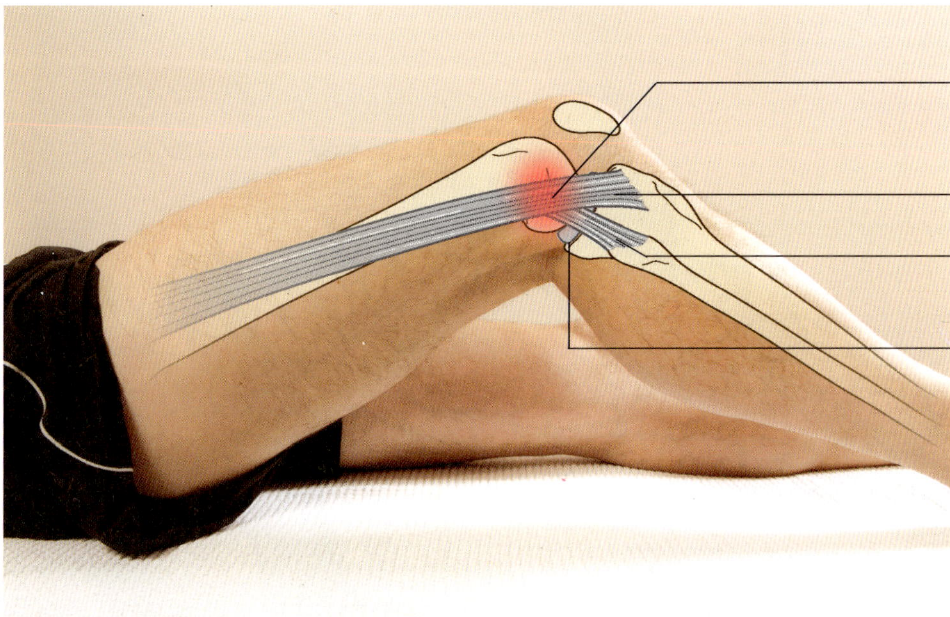

그림 3.8 ITBFS/가쪽 반달연골(반월판) 부위의 LCL

1. 옆으로 누워 자신의 무릎을 약간 구부려 IT밴드가 스트레칭 되도록 엉덩관절(고관절, Hip Joint)을 굽힘(굴곡, Flexion) 및 모음(내전, Addunction)된 자세를 취한다. 'I' 스트립을 약간 늘려서 이용하여 저디씨 결절(Gerdy' s tubercle, IT band 정지부)에서 시작하여 넙다리뼈 가쪽 돌기(대퇴 외측 융기, Lateral femoral condyle)를 교차하여 IT밴드를 따라 마무리 한다(그림 3.9).

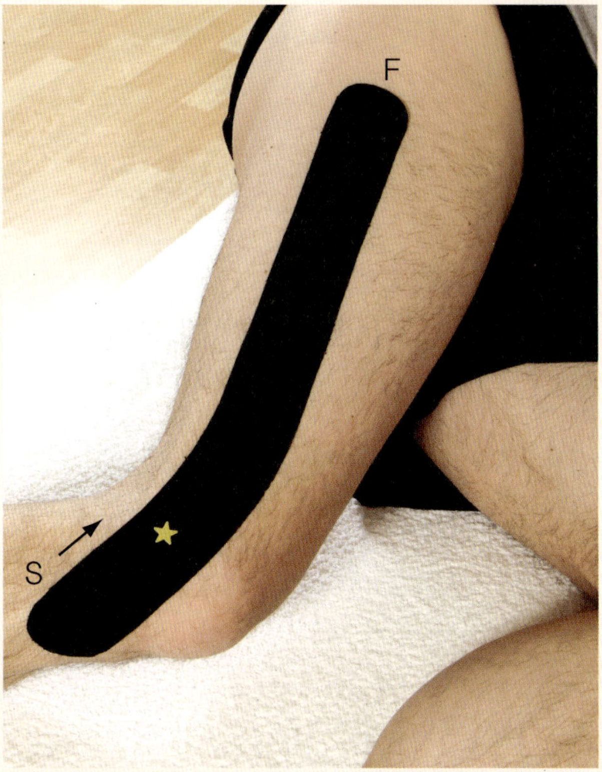

그림 3.9 첫 번째 테이핑 적용은 저디씨 결절(Gerdy' s tubercle)에서 시작하여 IT밴드를 따라 마무리한다.

2. 하나의 작은 'I' 스트립으로, 75-100%정도 늘려서 사용하여 이 조각 테이프를 통증 부위인 넙다리뼈 가쪽 돌기(대퇴 외측 융기, Lateral femoral condyle)를 교차하여 놓는다(그림 3.10).

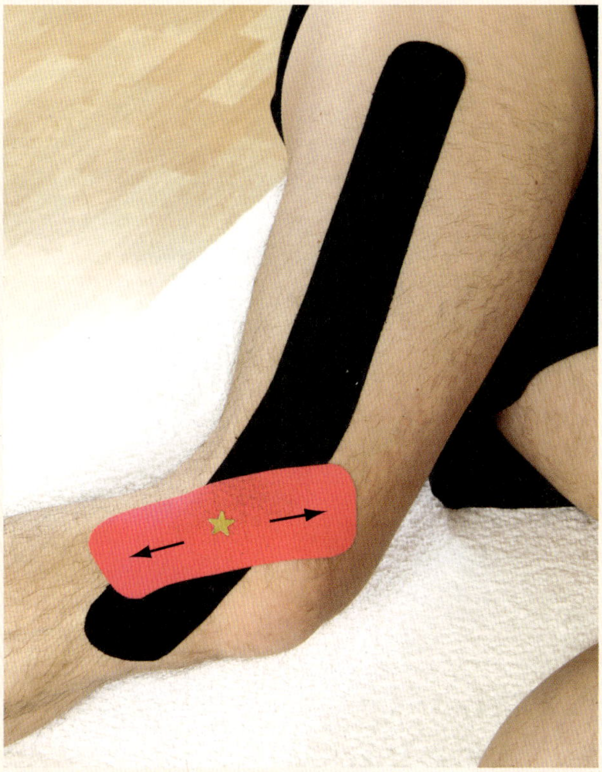

그림 3.10 두 번째 테이핑 적용은 작은 'I' 스트립을 이용하여 통증부위를 가로 지른다.

3. 다른 작은 'I' 스트립을 사용하여, 75-100%정도 늘려서 다른 하나의 'I' 스트립과 교차하게 붙인다. 모든 통증 영역에 걸쳐 'X' 모양의 테이핑이 완성되어 있을 것이다 (그림 3.11).

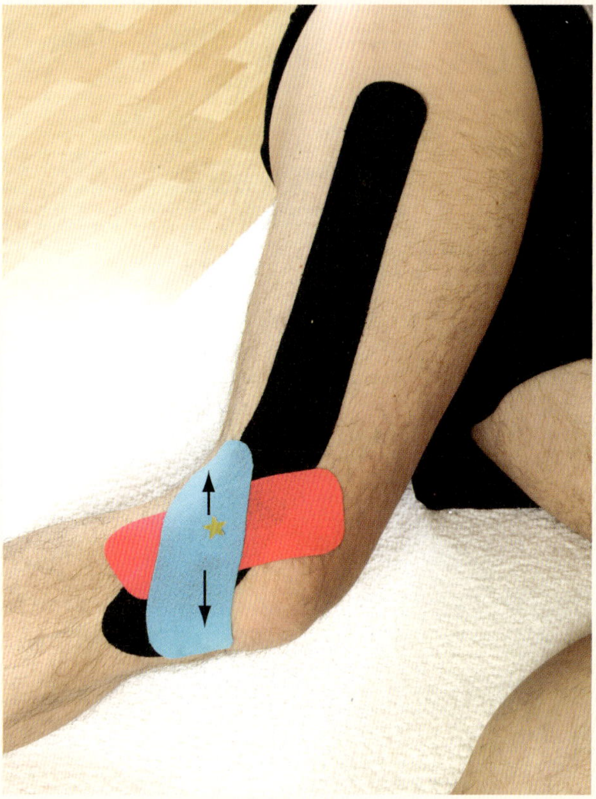

그림 3.11 세 번째 테이핑 적용은 작은 'I' 스트립을 사용하여 'X' 모양의 테이핑이 넙다리뼈 가쪽 돌기(대퇴 외측 융기, Lateral femoral condyle)를 가로 지른다.

4. 열을 발생시켜 접착효과를 높여준다.

내측 무릎 통증 (Medial knee pain) : 내측 측부인대 염좌 Medial collateral ligament(MCL) sprain)/내측 반달연골 통증 (Medial meniscus pain)

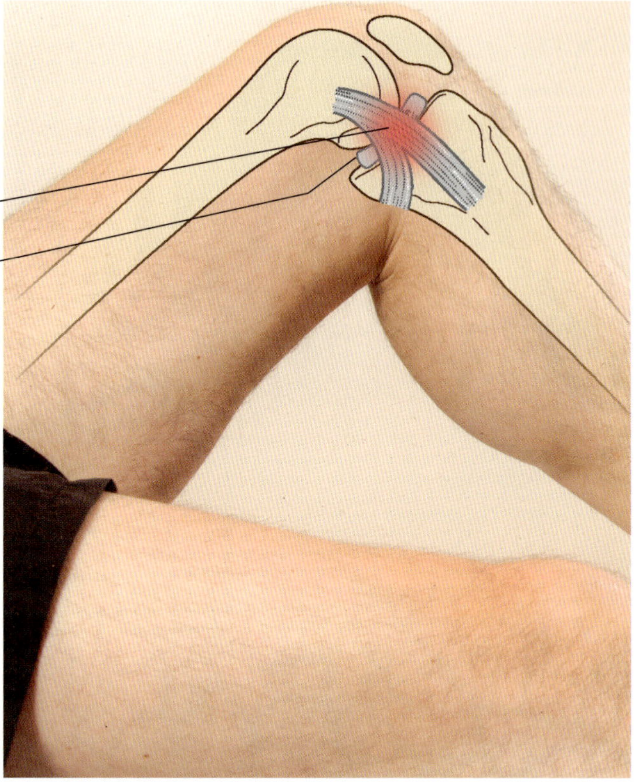

안쪽곁인대(내측 측부인대, Medial collateral ligament, MCL) 염좌(sprains)와 열상(tears), 뿐만 아니라 내측 반달연골손상(Medial meniscus injuries)과 같은 손상이 축구나 스키와 같은 스포츠 활동에서 가장 일반적인 손상 중 하나이다. 특히 MCL은 '바깥굽힘(외반, Valgus)' 이라고 하는 운동의 움직임을 제한하며 이것은 무릎의 안쪽 이동을 제한하는 것을 의미한다. 그래서 약간의 과도한 힘은 인대에 전해지고, 인대에 장력이 가해지면 열상(또는 염좌)이 생기고, 안쪽 반달(내측 반달연골, Medial meniscus)에 잠재적인 열상(Tear)이 발생할 수 있다(그림 3.12).

그림 3.12 MCL 염좌/ 안쪽 반달(내측 반달연골, Medial meniscus)열상.

1. 환자에게 무릎을 90° 구부릴 것을 취하도록 한다. 작은 'I' 스트립으로 정강뼈(경골, Tibia)말단에서 시작하여 안쪽 무릎을 지난다. 그림 3.13에서 보이는 바와 같이 넙다리(대퇴, Femur)근위부에서 마무리 한다.

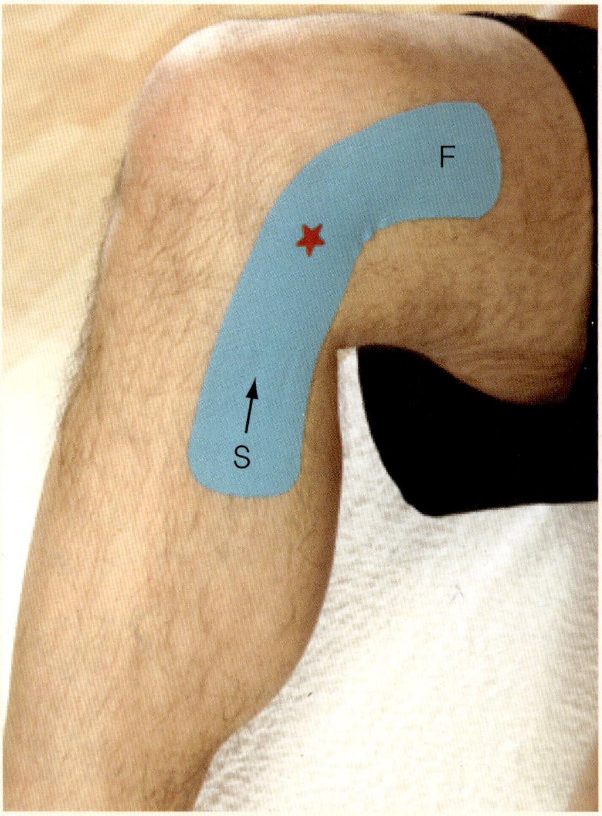

그림 3.13 첫 번째로 MCL에 적용한다.

2. 작은 'I' 스트립으로 75-100%정도 늘려서 사용하고 그림 3.14와 같이 통증부위를 가로지르게 붙인다.

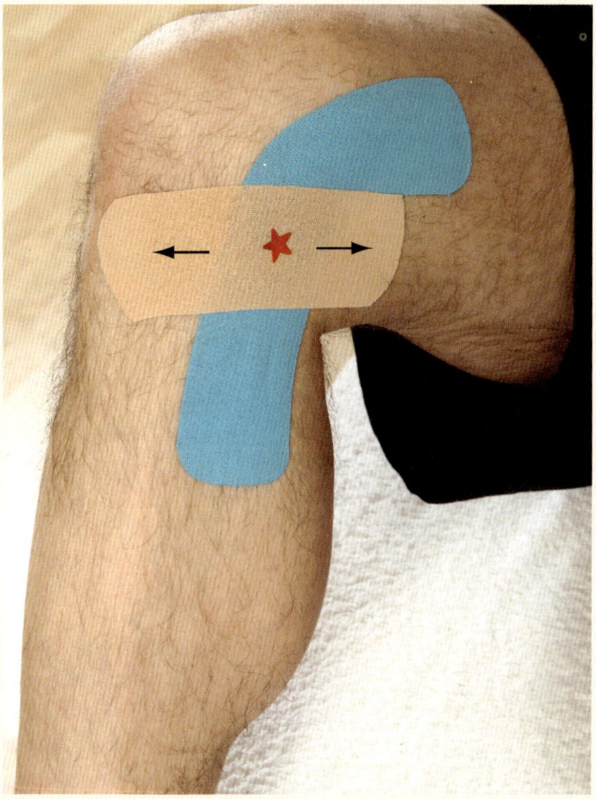

그림 3.14 두번째 테이핑 적용은 작은 'I' 스트립을 이용하여 통증부위를 가로 지른다.

3. 다른 작은 'I' 스트립을 이용하여, 75-100%정도 늘려서 다른 'I' 스트립과 교차하게 붙인다. 모든 통증 영역에 걸쳐 'X' 모양의 테이핑이 완성되어 있을 것이다(그림 3.15).

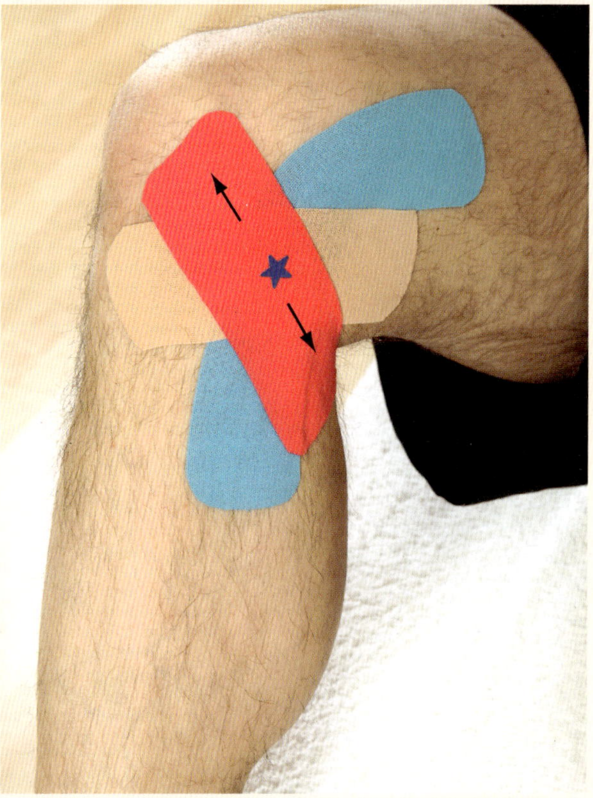

그림 3.15 세 번째 테이핑 적용은 작은 'I' 스트립을 사용하여 'X' 모양의 테이핑이 내측인대(MCL)를 가로 지른다.

4. 열을 발생시켜 접착효과를 높여준다.

4
허벅지 앞/뒤에서의 키네시오로지 테이핑 방법

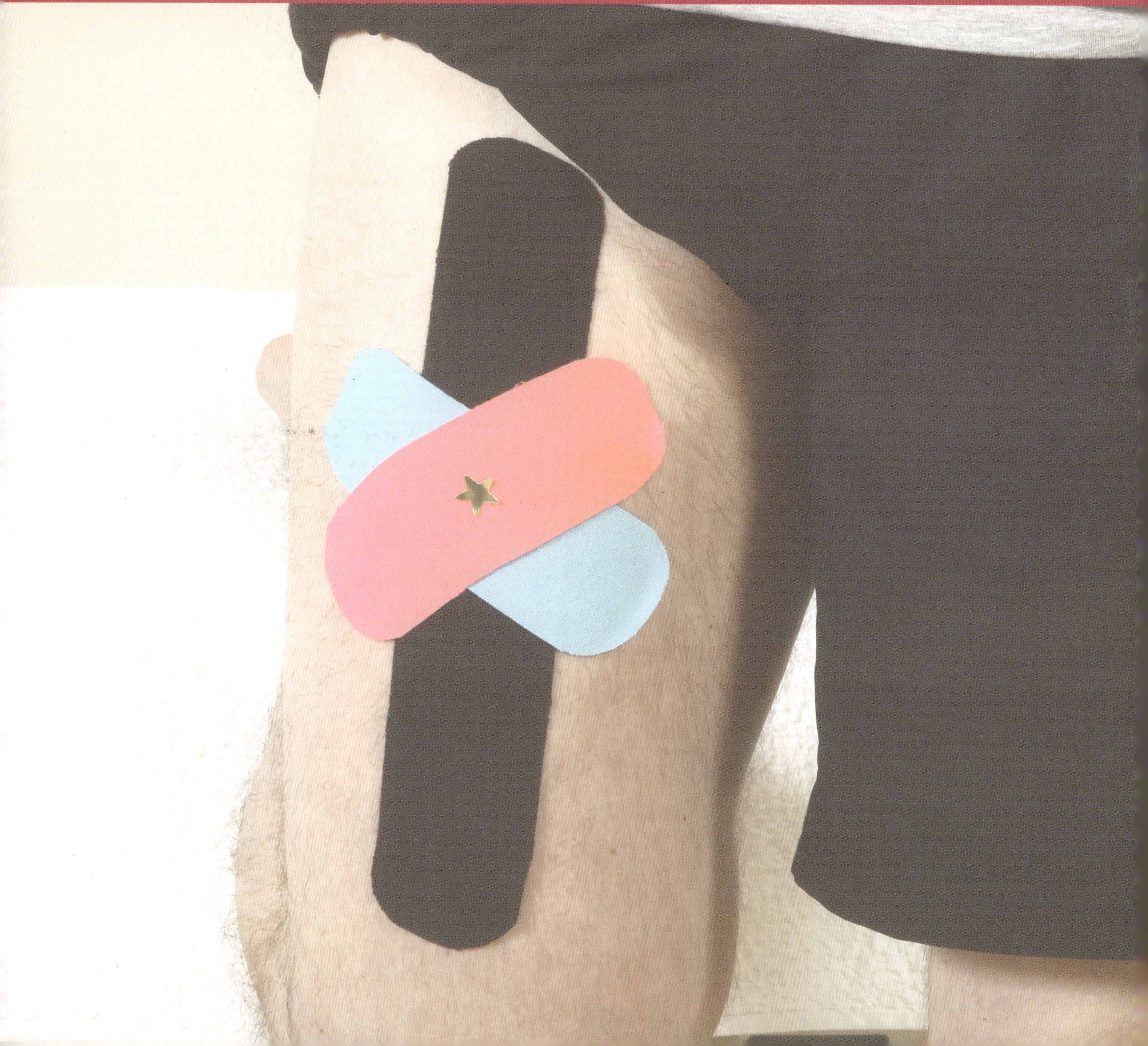

넙다리뒤근육; 일반적인 통증/피로
(Hamstring: generalised pain/fatigue)

나는 많은 중장거리 육상 선수들을 치료해 왔고 많은 조언을 해주었으며, 나의 환자들에게 지구력 운동을 한 후 넙다리뒤근육 통증의 지속적인 원인과 긴장 또는 피로에 대해 많은 설명을 했다. 최근 나는 넙다리뒤근육에 키네시오로지 테이핑을 적용하여 좋은 성과를 거두었다. 통증을 감소시킬 수 있으며 심지어 긴장감 또한 감소시킬 수 있었다. 나는 주로 키네시오로지 테이핑과 함께 연부조직마사지(soft tissue massage techniques)와 근에너지기법(muscle energy techniques, METs)과 같은 근신장기법을 혼합하여 사용하였다. 이 치료 방법들을 병행하여 병원에서 자주 사용하였다.

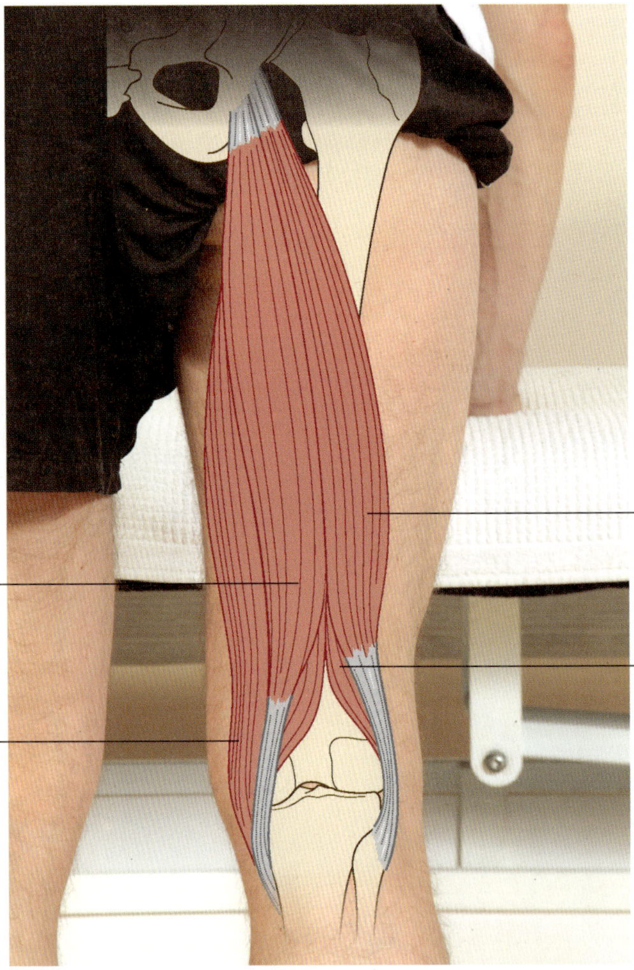

그림 4.1 넙다리뒤근육 그룹(Hamstring muscle group)

1. 넙다리뒤근육이 스트레칭된 상태로 'I' 스트립을 안쪽 넙다리뒤근육(Semitendinosus, Semimembranosus)의 닿는곳(정지부, insertion)인 무릎의 안쪽에서 시작하여 근육의 이는곳(기시, origin)인 궁둥뼈결절(좌골조면, Ischial tuberosity)을 향해 늘리지 않고(no stretch) 마무리 한다(그림 4.2).

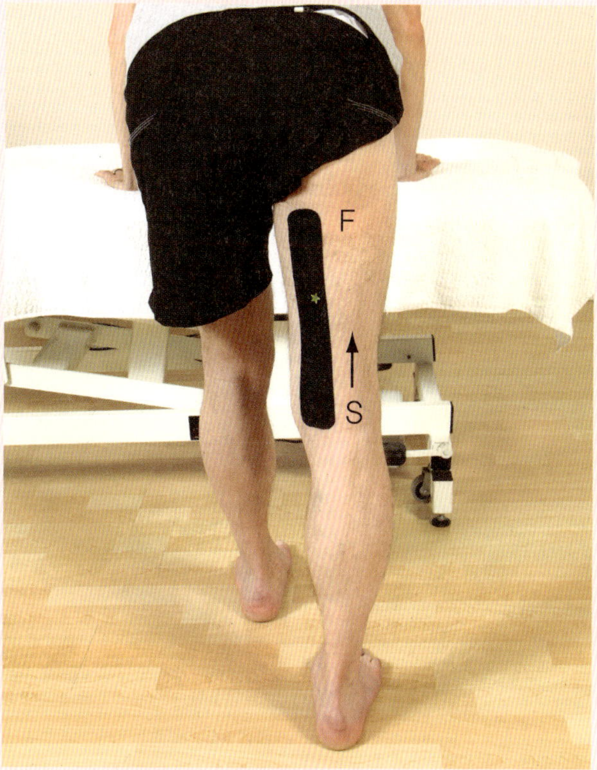

그림 4.2 안쪽 넙다리뒤근육(Semitendinosus, Semimembranosus) 키네시오로지 테이핑

2. 위와 같은 방법으로 가쪽에 'I' 스트립을 기울여 궁둥뼈결절(좌골조면, Ischial tuberosity) 방향으로 붙여 키네시오로지 테이핑을 넙다리뒤근육의 가쪽 측면을 덮고 있는 넙다리 두갈래근(대퇴이두근, Biceps femoris muscle)에 적용할 수 있다(그림 4.3).

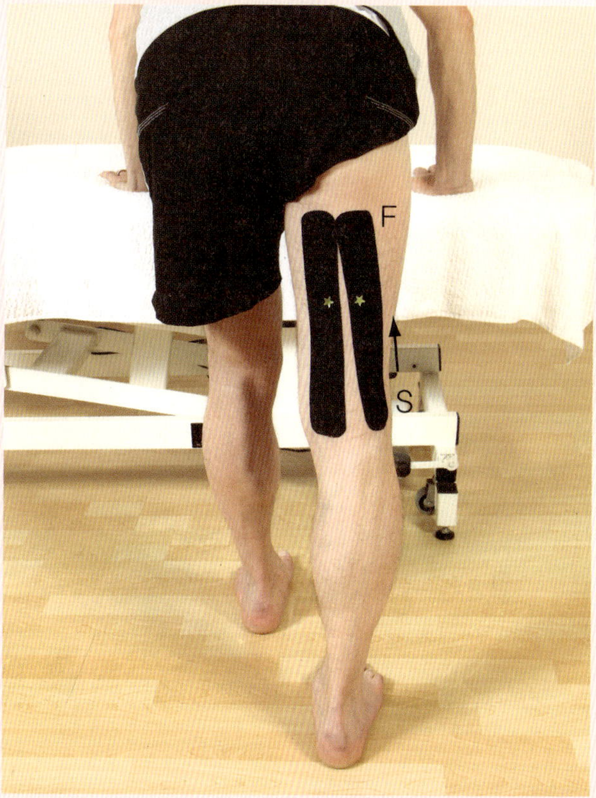

그림 4.3 가쪽 넙다리뒤근육(Biceps femoris) 키네시오로지 테이핑

넙다리뒤근육 과긴장 (좌상, Hamstring strain)

다음 키네시오로지 테이핑 방법은 특별하게 가쪽에 넙다리두갈래근(대퇴이두근, Biceps femoris)이나 내측에 반힘줄근(반건양근, Semitendinosus)과 반막모양근(반막양근, Semimembranosus)에 적용 할 것이다. 나의 경험을 통해 넙다리두갈래근(대퇴이두근, Biceps femoris)과 반힘줄근(반건양근, Semitendinosus)에서 과긴장(좌상, Strain)이 많이 발생하는 것을 알았다. 이러한 지식에 의해서, 그림 4.4에서 보여주는 바와 같이 반힘줄근(반건양근, Semitendinosus)을 위한 테이핑 방법을 선택하였다. 만약 근과긴장(좌상, Strain)이 뒤쪽허벅지 가쪽측면(넙다리두갈래근, Biceps femoris)에 있는 경우 같은 방법으로 테이핑을 가쪽 넙다리뒤근육에 적용할 수 있다.

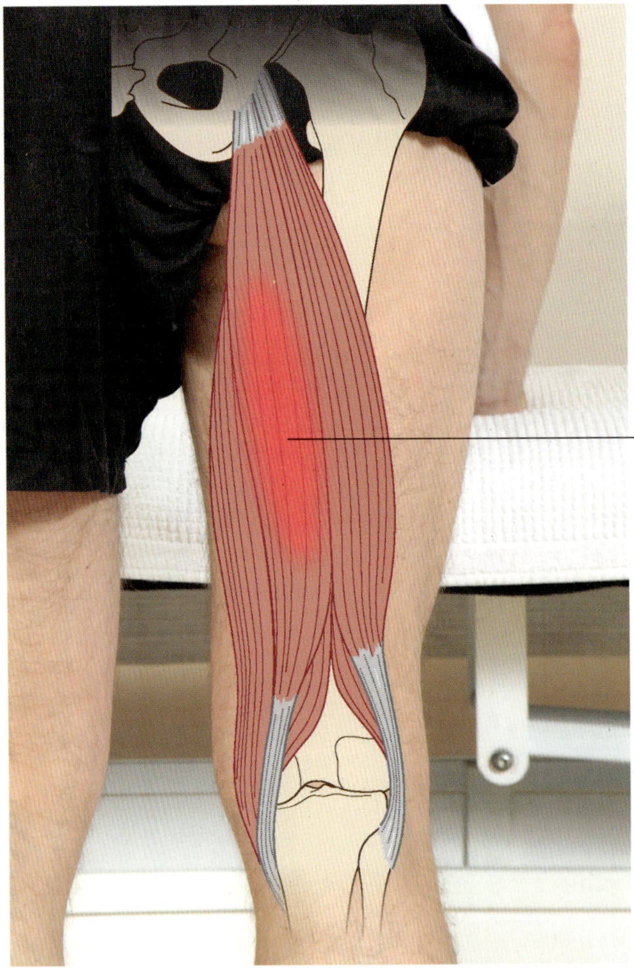

그림 4.4 반힘줄근 과긴장(반건양근 좌상, Semitendinosus strain)

1. 넙다리뒤근육(Hamstring)이 스트레칭된 상태로 'I' 스트랩을 이용하여 그림 4.5와 같이 약간 늘려서 무릎의 안쪽에서 허벅지 안쪽의 반힘줄근(반건양근, Semitendi nosus)을 따라 궁둥뼈결절(좌골조면, Ischial tubero sity)을 향해 붙인다.

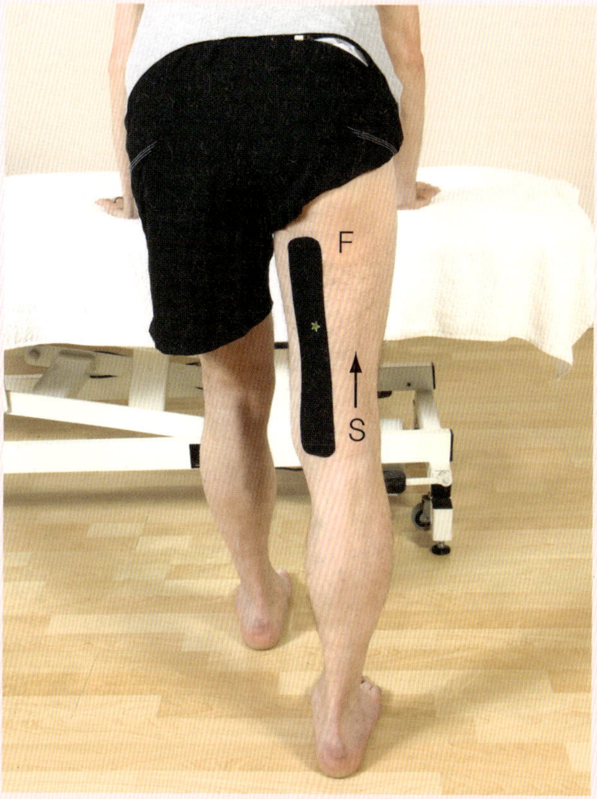

그림 4.5 첫 번째로 반힘줄근(반건양근, Semitendinosus)에 적용한다.

2. 작은 'I' 스트립을 사용하여 75-100%정도 늘려서 통증 부위를 교차하여 놓는다(그림 4.6).

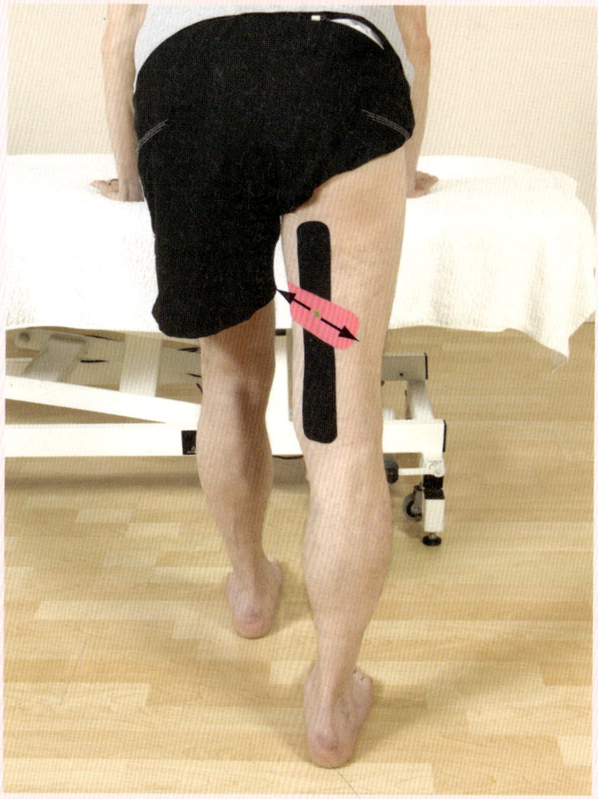

그림 4.6 두 번째로 다른 작은 'I' 스트립으로 통증부위를 교차하여 붙인다.

3. 다른 작은 'I' 스트립을 사용하여, 75-100%정도 늘려서 먼저 놓여진 다른 'I' 스트립을 교차하여 'X' 모양으로 붙인다(그림 4.7).

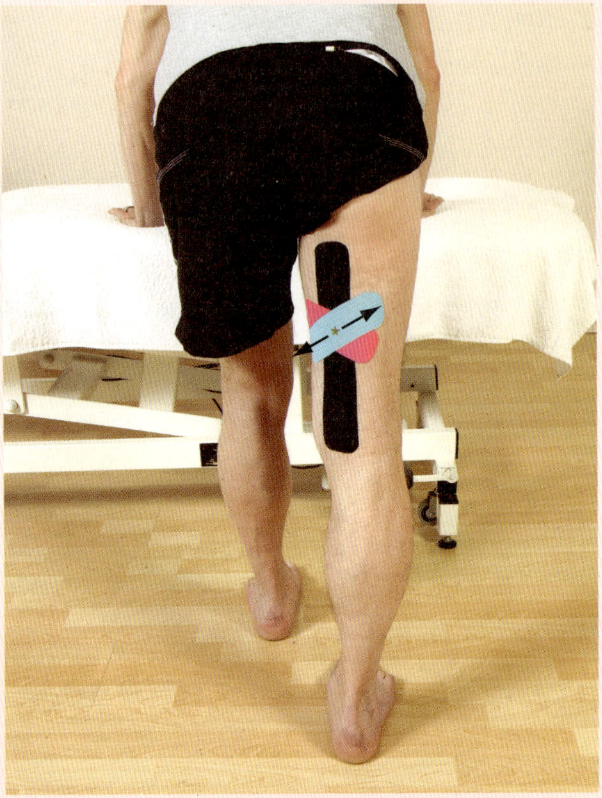

그림 4.7 세 번째 작은 'I' 스트립을 사용하여 뒤넙다리근과 긴장(좌상, Strain)부위를 지나 'X' 모양으로 붙인다.

4. 열을 발생시켜 접착효과를 높여 준다.

넙다리곧은근 과긴장
(대퇴직근 좌상, Rectus femoris Strain)

넙다리곧은근 과긴장(대퇴직근 좌상, Rectus femoris strain)은 축구와 력비와 같은 전력질주와 킥 동작이 많은 스포츠에서 자주 발생한다. 그러나 운동선수가 앞쪽 허벅지에 통증을 호소하는 경우, 넙다리신경(대퇴신경, femoral nerve)과 허리뼈(요추, lumbar spine)의 문제를 배제하는 것이 중요하다. 넙다리곧은근(대퇴직근, Rectus femoris)의 수축시 통증이 유발되는 경우, 이 근육의 과긴장(좌상, Strain)이 있다고 추정할 수 있다. 환자에게서 자주 발생하는 손상 위치는 아래앞엉덩뼈가시(전하장골극, Anterior inferior iliac spine, AIIS)에서 넙다리곧은근(대퇴직근, Rectus femoris)의 이는곳(기시, Origin)하부면 건염과 같이 연부조직의 힘줄부분과 관련이 있을 수 있다. 또한 실제로 근힘살(근복, muscle belly)이나 근건 접합부(Musculotendinous junction, MTJ)와 같이 근육과 힘줄(tendon)만나는 부위에서 자주 손상이 발생한다. 그림 4.8은 넙다리 곧은근(대퇴직근, Rectus femoris)에서 자주 발생하는 손상부위를 나타낸다.

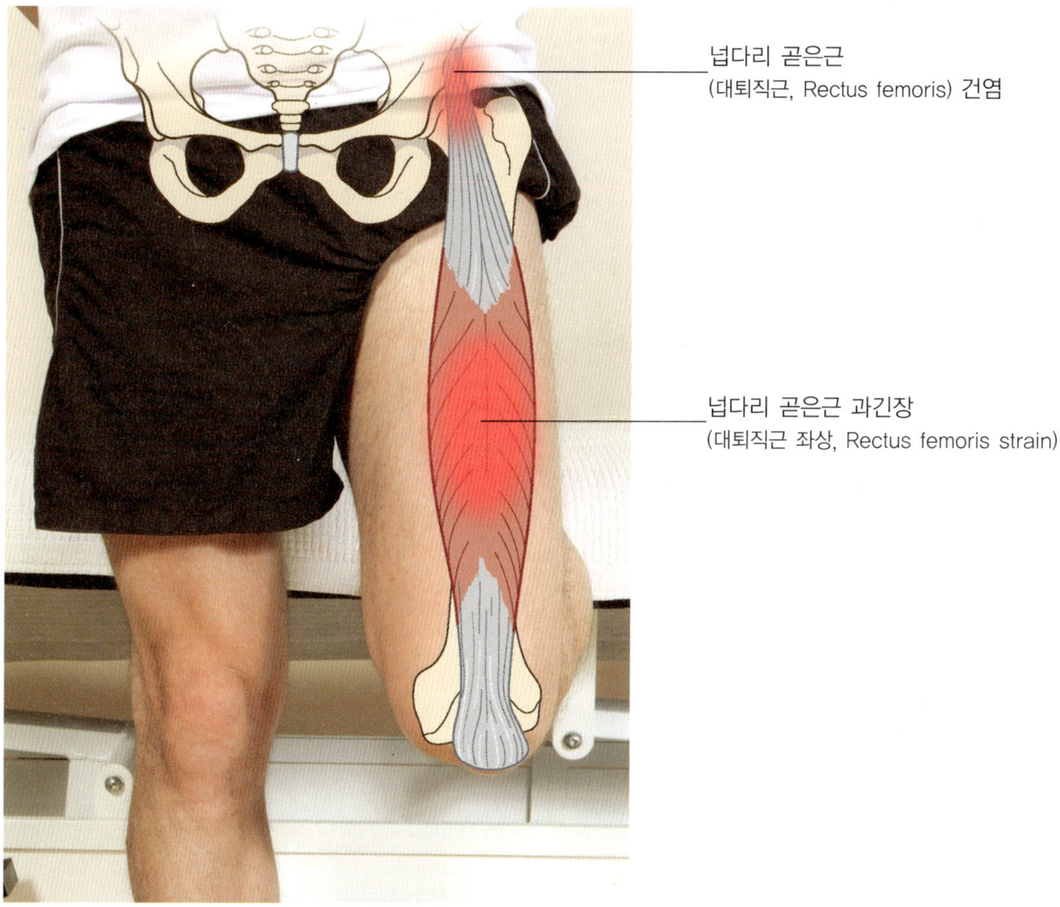

그림 4.8 넙다리 곧은근(대퇴직근, Rectus femoris)의 일반적인 손상부위

1. 환자에게 넙다리 곧은근(대퇴직근, Rectus femoris)이 스트레칭 될 수 있도록 의자/치료용 침대 위에 자신의 무릎을 굽혀 발을 올려놓도록 한다. 이 자세에서 'I' 스트립을 약간 늘려서 붙여 넙다리 곧은근(대퇴직근, Rectus femoris)의 닿는(정지, Insertion)부분인 넙다리뼈(대퇴, Femur) 원위부(Disital)에서 약간 늘려서 키네시오로지 테이핑을 적용하며, 넙다리 곧은근(대퇴직근, Rectus femoris)의 아픈 부위를 따라 이는(기시, Origin)부위인 AIIS를 향한다(그림 4.9).

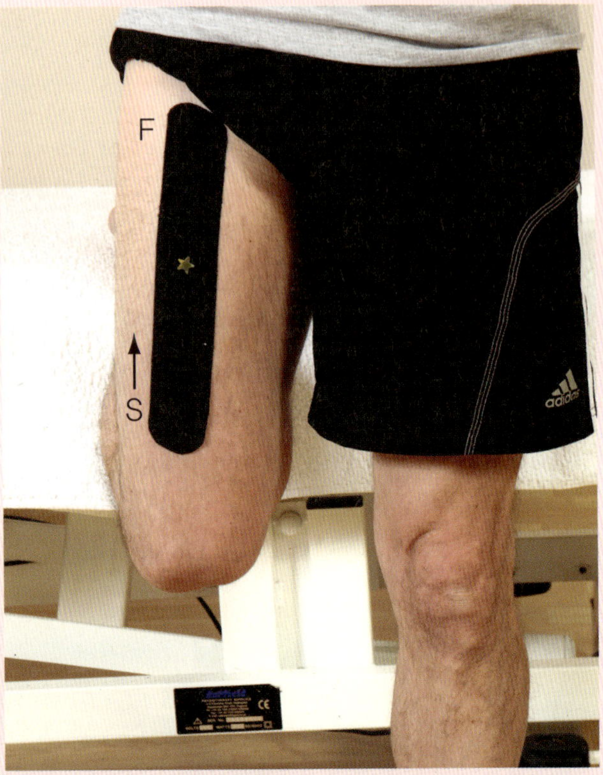

그림 4.9 첫 번째로 넙다리근(대퇴근, femoris muscle)의 닿는곳(정지, Insertion)에서 이는곳(기시, origin)인 AIIS방향으로 적용한다.

2. 작은 'I' 스트립을 75-100%정도 늘려 통증부위를 교차하여 붙인다(그림 4.10).

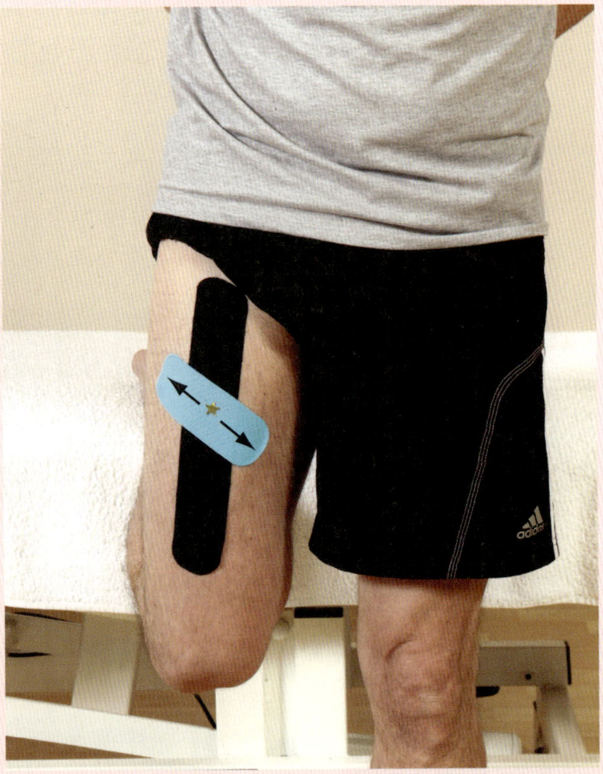

그림 4.10 두 번째로 작은 'I' 스트립으로 통증부위를 교차하여 붙인다.

3. 또 다른 작은 'I' 스트립을 이용하여 75-100%정도 늘려서 이전의 다른 'I' 스트립과 교차하여 통증부위에 'X' 모양이 완성되게 한다(그림 4.11).

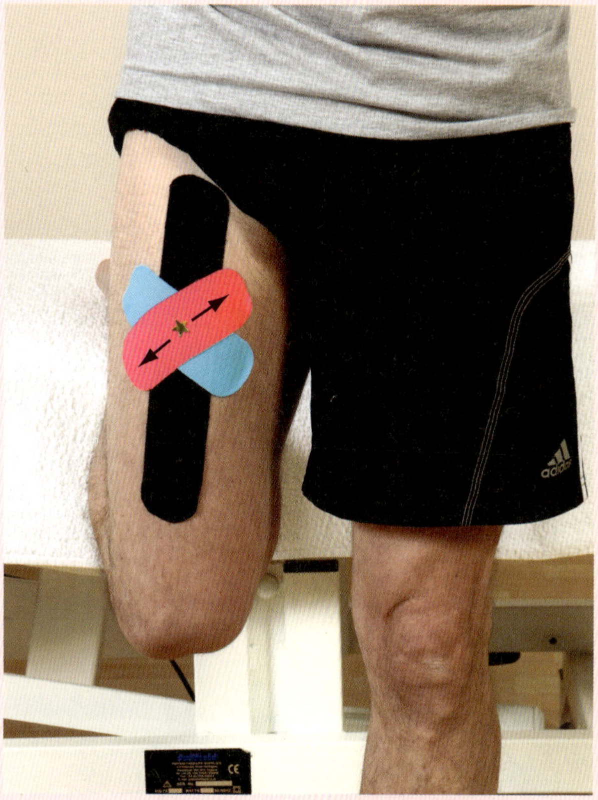

그림 4.11 세 번째로 작은 'I' 스트립을 사용하여 넙다리근 과긴장(대퇴근 좌상, Femoris muscle strain)부위를 지나 'X' 모양을 만든다.

4. 열을 발생시켜 접착효과를 높여 준다.

모음근 과긴장 (내전근 좌상, Adductor strain)

축구선수와 럭비선수의 물리치료사들은 모음근과긴장(내전근좌상, Adductor strain)에 대하여 항상 염두해 두고 있어야 하고, 나는 개인적으로 근과긴장(좌상, strain)의 종류에 대해 충분히 경험해 보았다. 사타구니에 통증이 있다면 엉덩관절(고관절, Hip joint)뿐만 아니라 다른 다양한 원인들에 의해 병리학적인 변화와 관련되어 있다는 것을 생각해야 한다. 그러나 만약 모음근 과긴장(내전근좌상, Adductor strain)에 의해 통증이 생기는 경우 키네시오로지 테이핑 방법이 통증을 감소시키는데 도움이 될 것이다. 그림 4.12는 긴모음근 과긴장(장내전근 좌상, Adductor longus strain)을 보여준다.

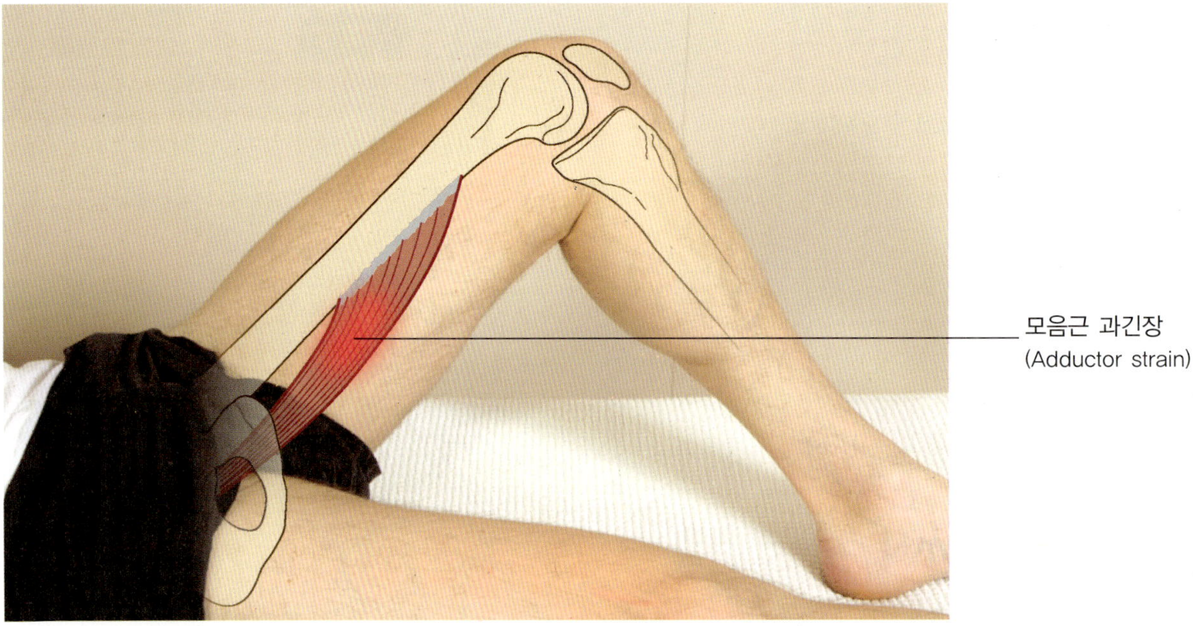

그림 4.12 긴모음근(장내전근, Adductor longus)의 공통적인 손상부위

1. 모음근(내전근, Adductor)의 스트레칭 자세로 'I' 스트립을 사용하여 약간 늘려서 무릎 안쪽에서부터 모음근(내전근, Adductor)의 이는곳(기시, Origin)인 두덩뼈결절(치골결절, pubic tubercle) 근처까지 붙인다(그림 4.13).

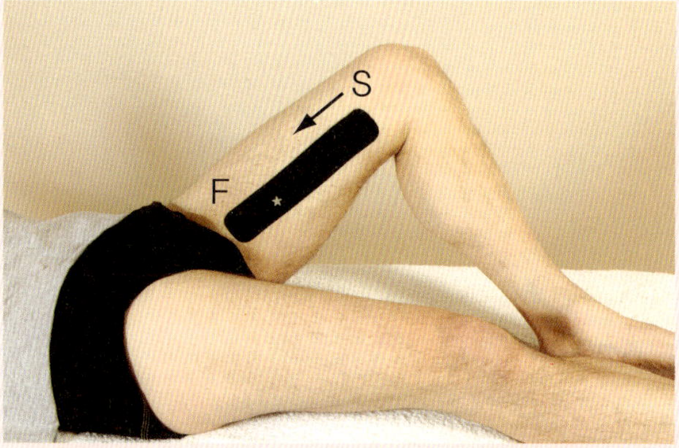

그림 4.13 첫 번째로 긴모음근(장내전근, adductor longus)에 적용한다.

2. 다른 'I' 스트립을 이용하여, 약간 늘린 상태로 먼저 붙였던 테이프 위쪽에 같은 방법으로 통증부위를 지나가게 붙인다(그림 4.14).

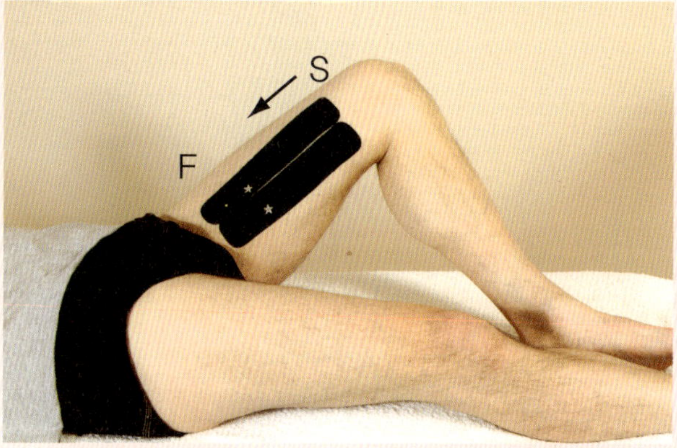

그림 4.14 두 번째로 다른 'I' 스트립을 사용하여 통증부위를 지나가게 적용한다.

3. 열을 발생시켜 접착효과를 높여 준다.

5

허리, 체간과 골반에서의 키네시오로지 테이핑 방법

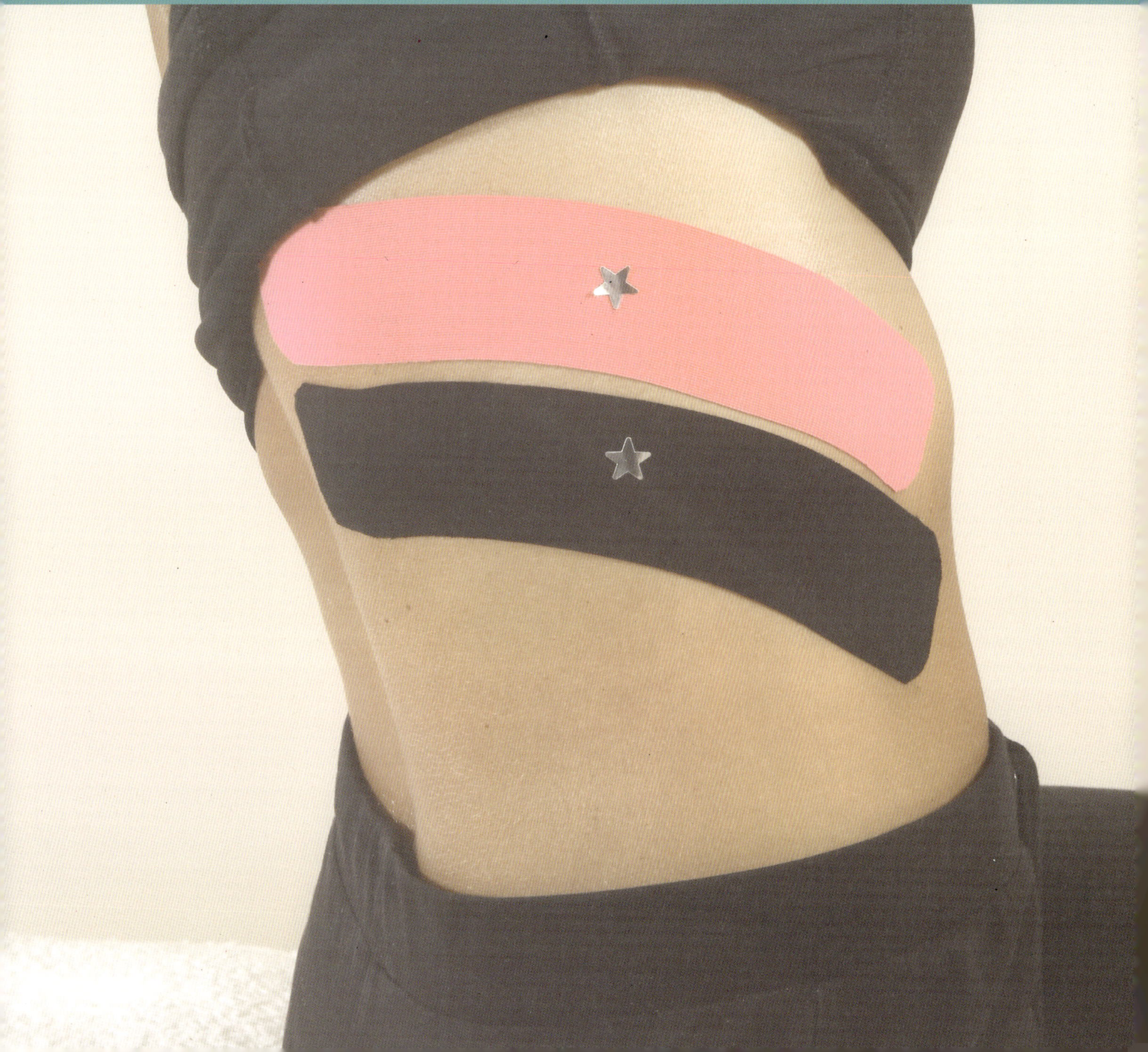

볼기근과 궁둥구멍근 통증
(Gluteal and piriformis pain)

나는 엉덩이 중앙부의 통증에 의해 병원에 내원하는 환자를 셀 수 없이 많이 봤다. 물리치료사는 현재 환자 통증의 원인이 무엇 인지 스스로 가설을 세운다, 예를 들어 허리척추의 통증은 돌기사이관절(후관절, facet joint)에서 오거나 심지어 신경뿌리에서 나오는 신경을 자극시켜 허리디스크(spine dise)에서 올 수 있다. 나는 엉덩관절(고관절, hip Joint)의 후방 '관절순(labral)' 열상으로 인해 엉덩이 통증 원인이 되는 경우를 봤다. 그래서 환자가 제시하는 통증의 원인이 '궁둥구멍근(이상근, Priformis)' 이 아닐 수 있다는 점을 다시 생각해봐야 한다. 이 의미는 환자들이 엉덩이에 통증이 있어 이상근증후군(Piriformis syndrome)을 겪고 있다고 말한다면 아닐 수도 있다는 점을 명심해야 한다.

그림 5.1에서 제시하는 엉덩이 부위에서 대표적인 통증 부위: 궁둥구멍근(이상근, piriformis), 볼기근(둔근, Gluteals), 궁둥신경(Sciatc nerve) 또는 허리에서의 방사통 등 몇 가지로 정할 수 있다.

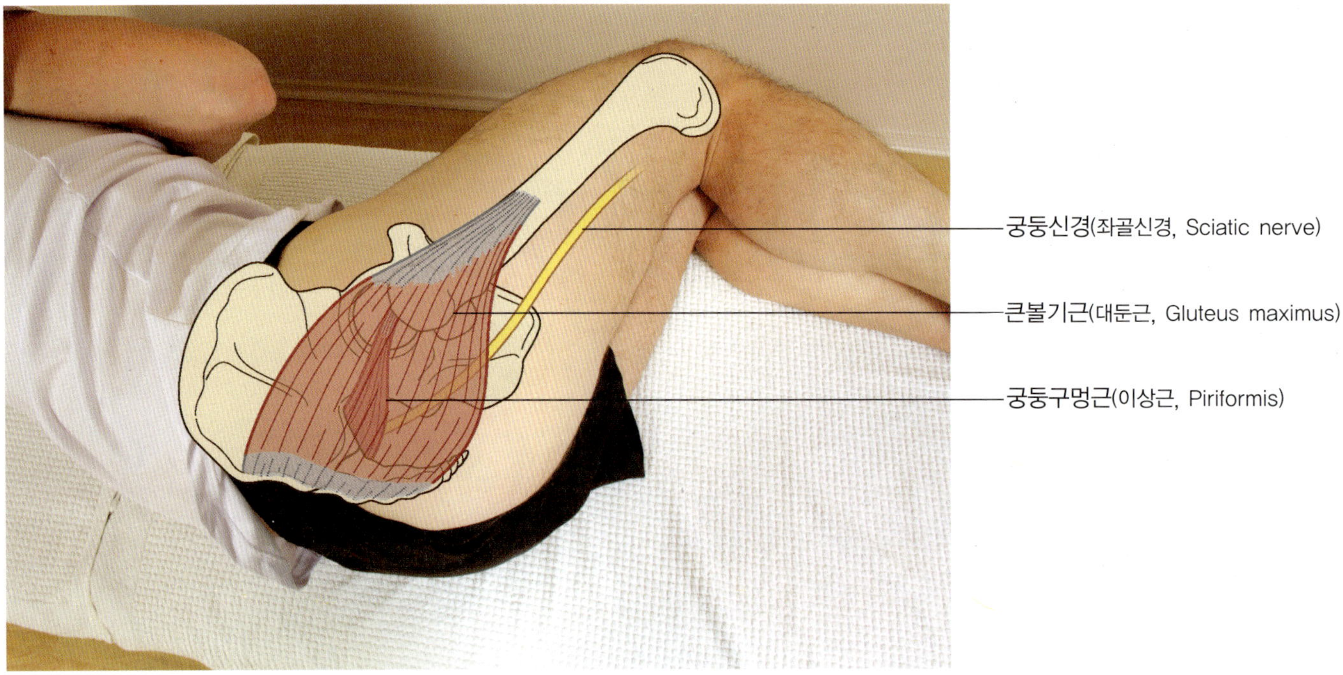

그림 5.1 엉덩이 부위에서 통증이 자주 발생하는 원인

1. 환자를 옆으로 눕게하고(side lie) 엉덩관절(고관절, Hip Joint)과 무릎관절(슬관절, Knee Joint)을 굽힘(굴곡, Flexion)자세를 취함으로써 궁둥구멍근(이상근, pirifor mis)이 스트레칭 되게 한다. 해당 신체부위가 보이게 옷을 걷고 'I' 스트립을 25%정도 늘려서 그림 5.2와 같이 궁둥구멍근(이상근, piriformis) 이는곳(기시, Origin)인 엉치뼈(천골, sacrum)에서부터 큰돌기(대전자, greater trochanter)를 향해 붙인다.

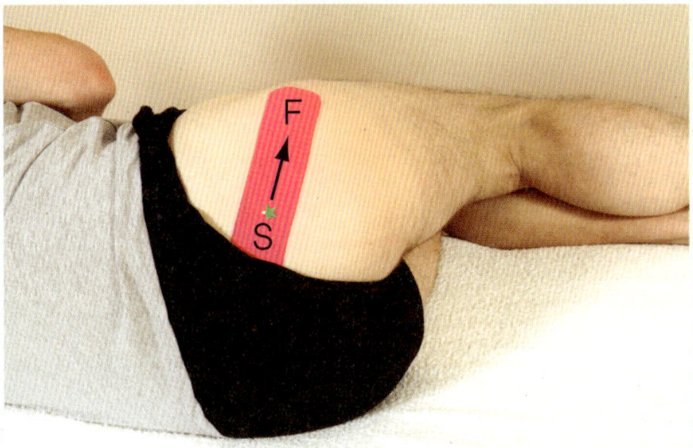

그림 5.2 첫 번째로 궁둥구멍근(이상근, Piriformis)에 적용한다.

2. 작은 'I' 스트립을 75-100%정도 늘려 통증부위를 교차하여 붙인다(그림 5.3).

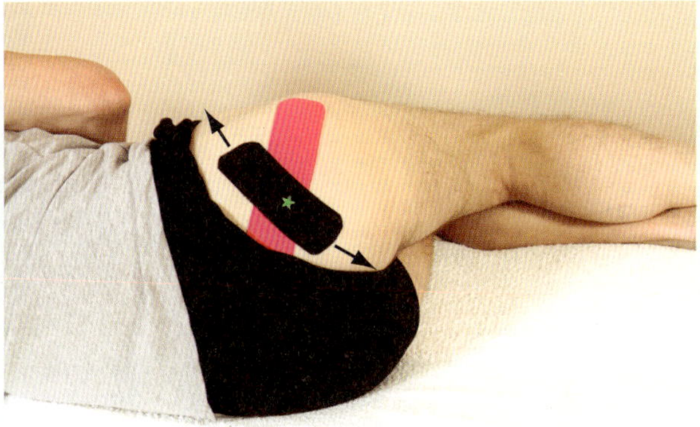

그림 5.3 두 번째로 'I' 스트립이 지나는 통증부위와 교차하여 적용한다.

3. 다른 작은 'I' 스트립을 75-100%정도 늘려 통증부위를 교차하여 붙인다(그림 5.4).

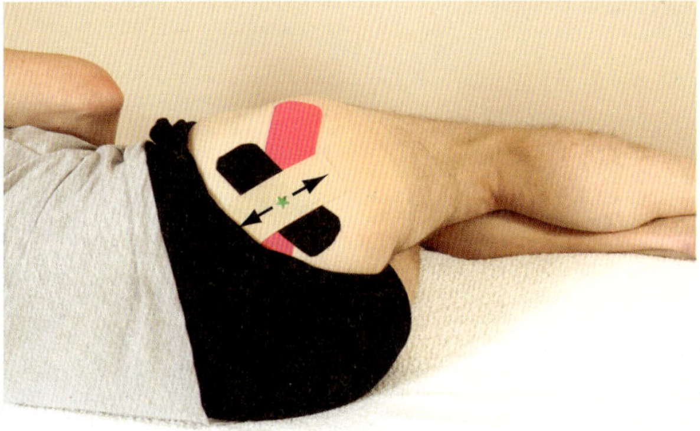

그림 5.4 세 번째로 통증부위에 'I' 스트립을 교차하여 'X' 모양을 만든다.

4. 열을 발생시켜 접착효과를 높여 준다.

허리뼈 병리 (Lumbar spine pathology)

많은 선수와 환자들이 허리(lower back), 엉치엉덩관절(천장관절, Sacroiliac joint, SIJ)또는 목(cervical area)통증으로 내원한다. 내가 치료할 때 요통이 가장 흔한 통증 중 하나이며, 살아가면서 5명중 4명이 요통을 겪고 있다. 요통은 물리치료사들이 평가하고 치료하는데 익숙해져 있는 질환이다. 나의 경험상 키네시오로지 테이핑을 적용했을 때, 허리의 안정화 뿐 아니라 통증을 감소시키는데 매우 효과적이다. 그림 5.5는 허리의 일반적인 통증부위를 보여준다.

Yoshida 와 Kahanov (2007)는 키네시오로지 테이핑을 적용하여 체간의 관절가동범위(ROMs)에 대한 효과를 연구하였다. 그들은 키네시오로지테이핑을 적용한 그룹이 비적용그룹과 비교했을 때 체간 굽힘(Trunk Flexion)에 17.8㎝의 효과가 있었다. 그러나 가쪽굽힘(측굴, side bending)과 폄(신전, Extension)에서 관절가동범위(ROM변화)를 찾아볼 수 없었다.

또한, Castro-Sanchez 등 (2012)은 비특이적 만성요통(chronic non-specific low-back pain)환자를 대상으로 키네시오로지 테이핑 적용이 통증과 장애에 미치는 효과에 대한 연구를 하였다. 그들은 키네시오로지 테이핑의 적용 후 장애, 통증, 체간 근육의 등척성 지구력과 심지어 굽힘(굴곡, Flexton) ROM에서 즉각적인 효과를 경험하였다.

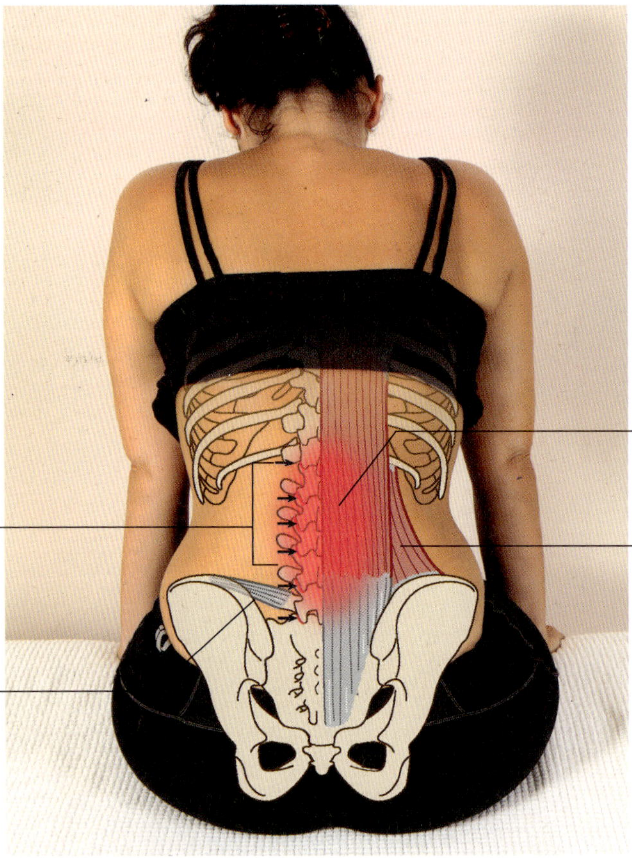

그림 5.5 요통의 일반적인 통증부위

1. 체간을 굽힘(굴곡, Flexion)자세로 두 개의 기준화된 'I' 스트립을 사용하여 각각 75%정도 늘려서 요통부위를 가로질러 붙인다(그림 5.6).

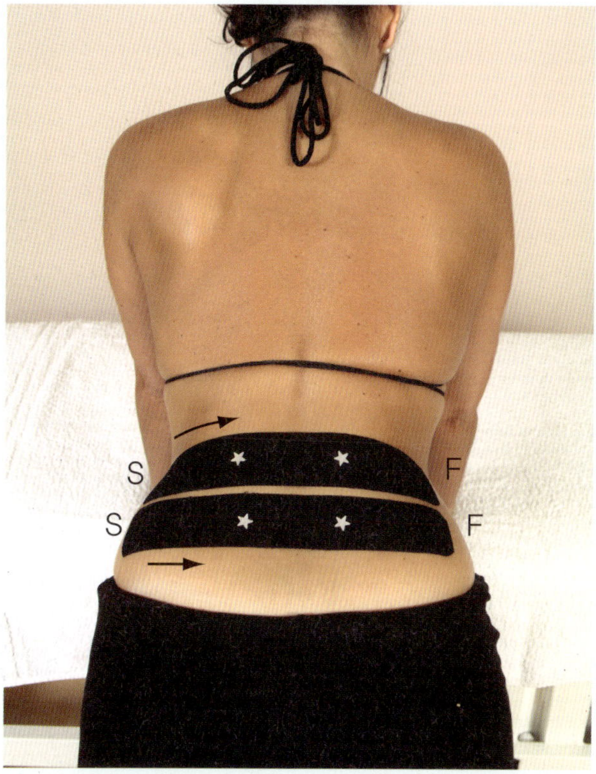

그림 5.6 첫 번째로 두 개의 'I' 스트립을 사용하여 허리를 가로 지른다.

2. 두 개의 기준화된 'I' 스트립을 사용하여 각각의 스트립을 엉덩뼈(장골, Ilium)의 위뒤엉덩뼈가시(후상장골극, PSIS)에서 75%정도 늘려서 허리세움근(요추기립근, lumbar spine erector spinae)따라 하나씩 머리방향(cephalad)으로 붙인다(그림 5.7).

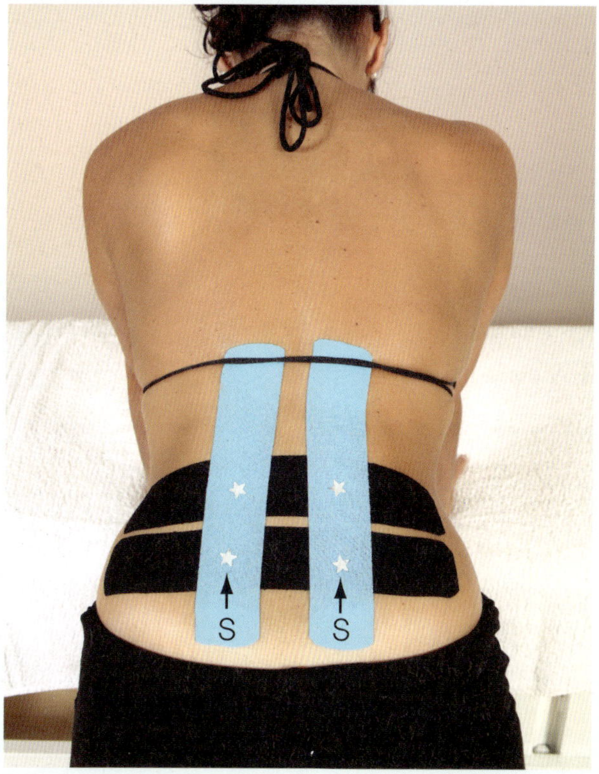

그림 5.7 두 번째로 두 개의 'I' 스트립을 사용하여 척추세움근(척추기립근, spine erector spinae)을 따라 적용한다.

3. 열을 발생시켜 접착효과를 높여 준다.

엉치엉덩관절 기능이상
(천장관절, Sacroiliac joint dysfunction, SIJ)

허리의 하부측면에 따로 통증이 있다면 아마도 엉치엉덩관절(SIJ)에 의해 발생했을 것이다. 모은 환자들에게 매우 자주 발생하는 통증 부위이다. 그림 5.8에서 보여주는 SIJ부분은 키네시오로지 테이핑 적용에 도움을 줄수 있으며, 만약 통증이 아주 심한 환자 또는 급성기 환자들은 전통적인 치료방법들인 관절가동술(mobilisations)과 연부조직마사지(soft tissue massage)는 많은 불편함을 줄 수 있지만 키네시오로지 테이핑 방법은 환자들에게 많은 도움을 줄 수 있다.

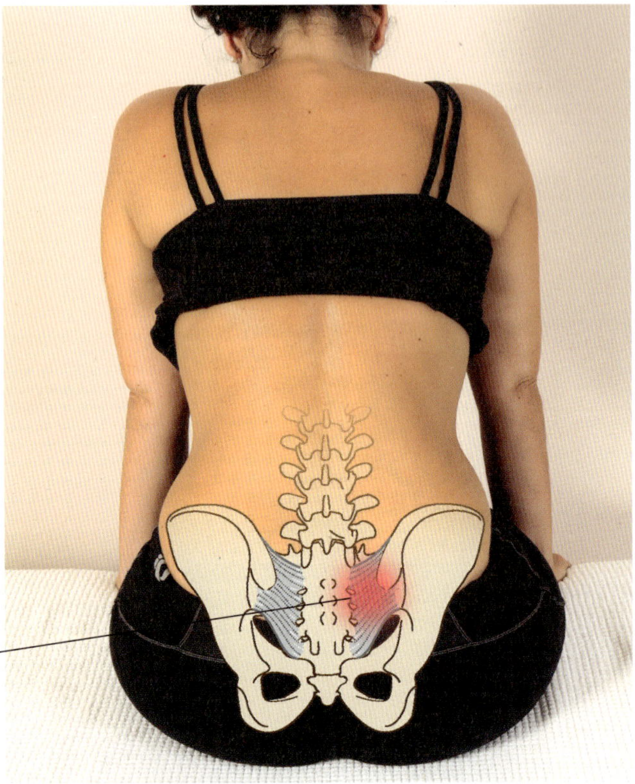

그림 5.8 엉치엉덩관절 기능부전(SIJ dysfunction)

1. 체간을 굽힘(굴곡, Flexion)과 통증부위 반대측으로 돌림(회전, rotation)시켜 SIJ가 신장 되도록 자세를 취한다. 기준화된 'I' 스트립을 사용하여 PSIS 아래측에서 75%정도 늘려서 엉치엉덩관절(천장관절, sacroiliac joint)에 교차하여 붙인다(그림 5.9).

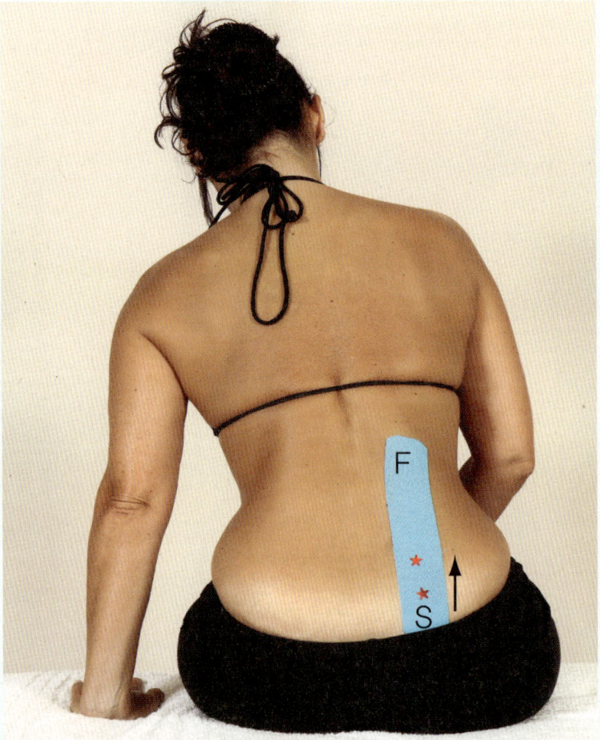

그림 5.9 첫 번째로 'I' 스트립을 사용하여 SIJ에 교차하여 머리방향으로 붙인다.

2. 다른 기준화된 'I' 스트립으로 75%정도 늘려서 가로 방향으로 붙인다(그림 5.10).

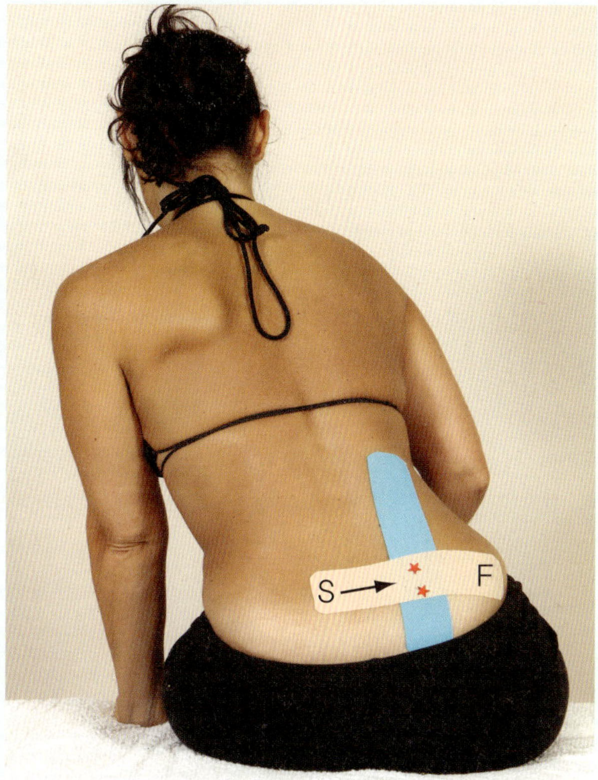

그림 5.10 두 번째로 'I' 스트립을 사용하여 SIJ에 교차하여 다른 방향으로 붙인다.

3. 세 번째 기준화된 'I' 스트립으로 75%정도 늘려서 대각선방향으로 붙인다(그림 5.11).

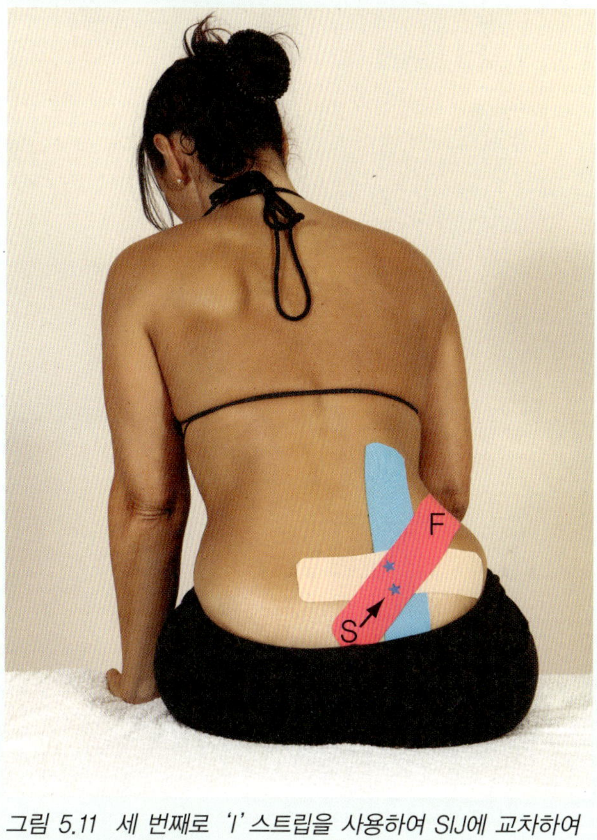

4. 열을 발생시켜 접착효과를 높여 준다.

그림 5.11 세 번째로 'I' 스트립을 사용하여 SIJ에 교차하여 다른 방향으로 붙인다.

갈비뼈/갈비사이 통증 (Rib/intercostal pain)

엘리트 조정 팀처럼 주당 훈련이 적어도 12-14세션을 하거나 럭비와 같이 지속적인 신체 접촉이 발생하는 스포츠가 아닌 이상 갈비뼈(늑골, Rib) 스트레스골절은 잘 일어나지 않는다. 나는 물리치료사로서 올림픽이 열리는 동안 옥스퍼드에서 몇 년간 여러 수준의 조정선수들에게서 갈비뼈(늑골, Rib) 피로골절을 치료했었다. 결국 가장 중요한 것은, 스트레스 골절의 가장 확실한 진단은 뼈 스캔(bone scan)이며, 휴식이 가장 최선의 치료다. 치료기간은 6주정도 소요되는데, 키네시오로지 테이핑 적용 시 더 빠른 치유를 진행할 수 있을 것이다. 그러나 현재 이를 확인하기 위한 연구가 진행되지 않았다. 만약 갈비사이근(늑간근, Intercostal muscles)에 통증이 있다면, 다음과 같은 테이핑을 적용하여 많은 불편함을 줄일 수 있을 것이다.

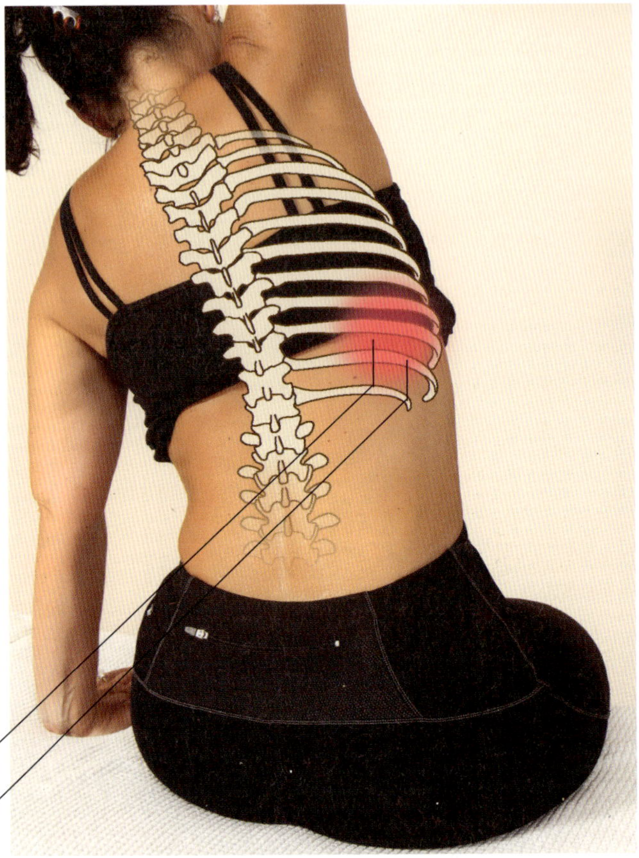

그림 5.12 공통적인 갈비뼈(늑골, Ribs)에서 통증 위치

1. 팔을 들어 머리에 얹고 통증의 반대측으로 가쪽굽힘(측굴, side bending)하여 갈비뼈(늑골, Ribs)가 스트레칭된 상태를 취한다. 기준화된 'I' 스트립을 75%정도 늘려서 통증위쪽과 갈비뼈(늑골, Ribs)의 정렬을 따라 붙인다(그림 5.13).

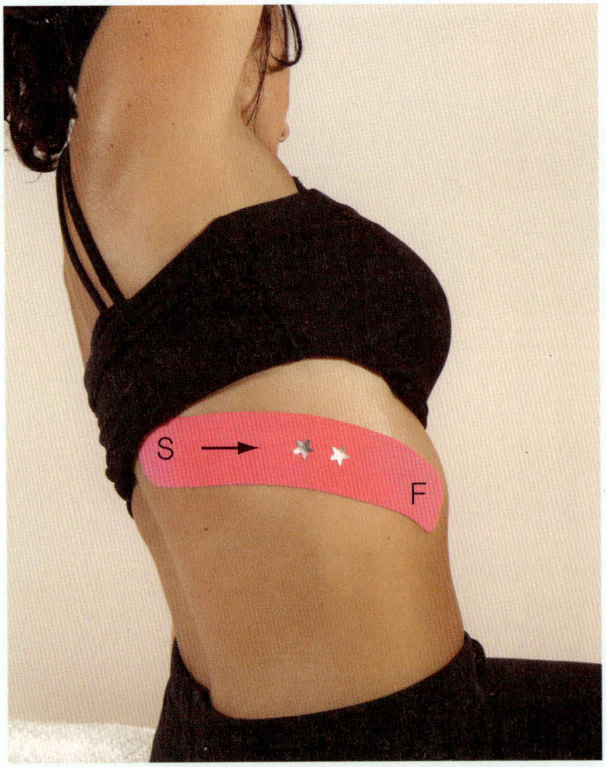

그림 5.13 첫 번째로 'I' 스트립을 사용하여 갈비뼈(늑골, Ribs)통증부위 위쪽을 따라 적용한다.

2. 다른 기준화된 'I' 스트립으로 75%정도 늘려 가로방향으로 붙인다(그림 5.14).

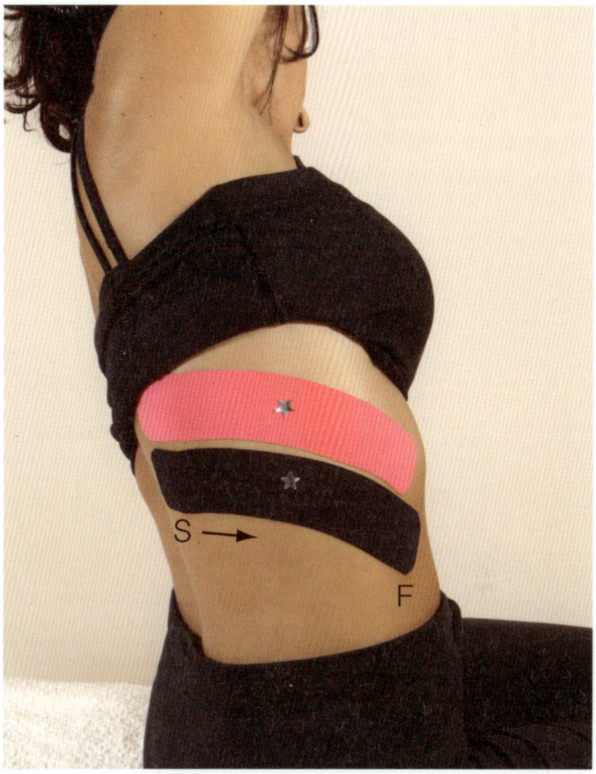

그림 5.14 두 번째로 'I' 스트립을 사용하여 갈비뼈(늑골, Ribs)통증 아래부분을 붙인다.

3. 세 번째 기준화된 'I' 스트립으로 75%정도 늘려 엉덩뼈능선(장골능, Iliac crest)위에서 부터 통증부위를 교차하여 겨드랑이(액와, Axilla)방향으로 붙인다(그림 5.15).

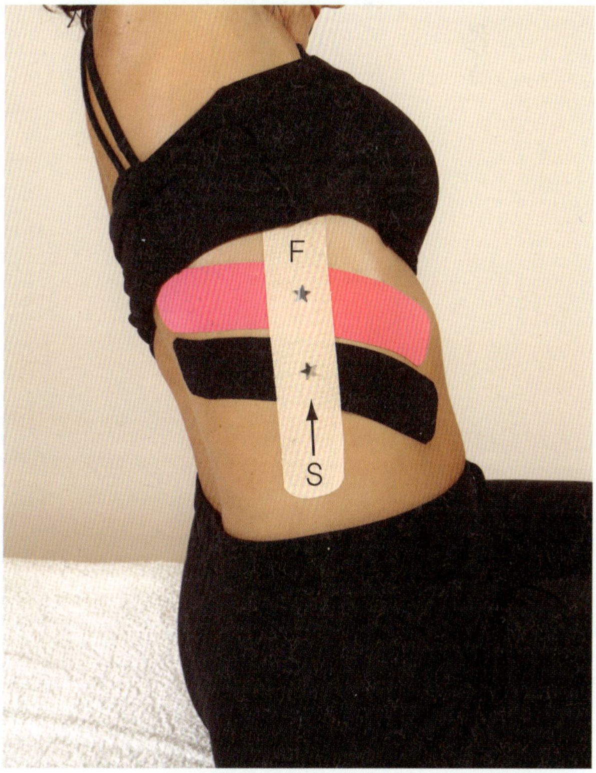

그림 5.15 세 번째로 'I' 스트립을 사용하여 갈비뼈(늑골, Ribs)통증 부위를 교차하여 붙인다.

4. 열을 발생시켜 접착효과를 높여 준다.

6

등과 목에서의 키네시오로지 테이핑 방법

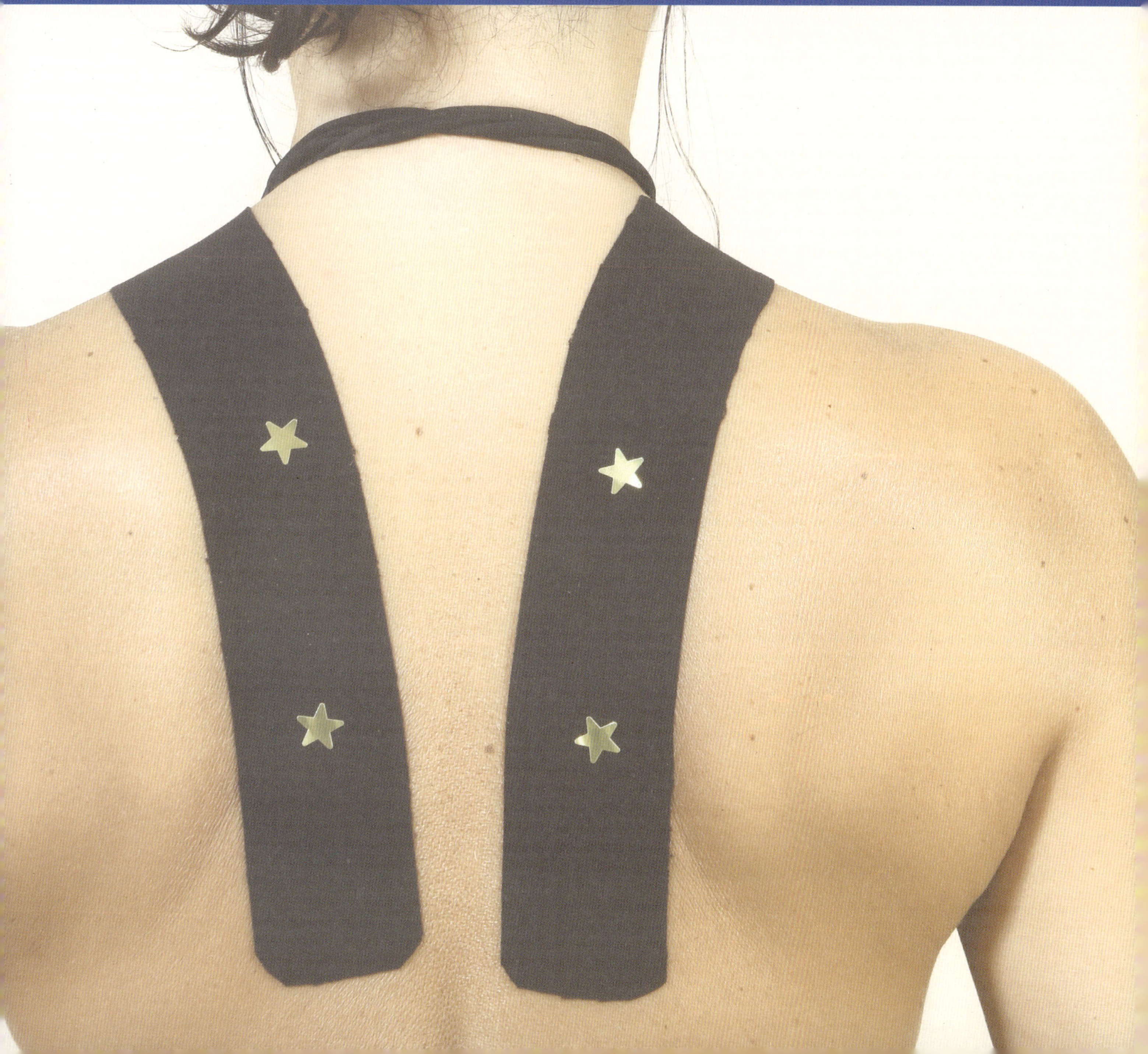

중간 가슴(Mid-thoracic)과 양 마름근(Rhomboid Pairs)

Karatas 등(2012)은 키네시오로지 테이핑이 상당한 목뼈(경추, Cervical Spine)의 관절 가동범위에 대한 개선 뿐 아니라 통증 감소를 제공하는 것으로 근골격계 통증에 효과적이라는 것을 연구해서 발표하였다. 그들은 키네시오로지 테이핑을 이용해 목과 허리에 통증을 효과적으로 감소시키는 방법은 목뼈(경추, Cervical)와 허리뼈(요추, Lumbar)의 관절가동범위와 기능수행능력을 향상시키는 것이라고 결론을 내렸다.

양 어깨뼈모서리(Scapular blade)사이의 중간 가슴(중간 흉부, mid-thoracic) 영역에 통증이 있다면 마름근(능형근, Rhomboid)나 아래등세모근 과긴장(하승모근 좌상, Low trapezius strain) 가능성이 있다(그림 6.1). 이 통증 또한 언급했듯이 아랫목뼈(하부경추, Low cervical)에서 원인이 될 수 있다. 그것은 또한 갈비뼈(늑골, Rib)나 등뼈(흉추, Thoracic spine)의 기능부전과 감별진단(differential diagnosis)이 필수적이다. 드물게 폐(허파, Lungs)와 갈비사이근(늑간근, Intercostal muscle)에 의해 이 증상이 나타날 수 있다.

많은 환자들이 큰가슴근과 작은가슴근(대흉근과 소흉근, Pectoralis major and minor)의 길항근인 중간 등(Mid-thoracic)근육이 스트레칭 된 자세를 유지함으로써 내원한다. 치료할 때 롤핑기술(Rolfing technique) 창시자인 Ida Rolf박사는 '통증이 있는 부위가 문제가 있는 것은 아니다(where the pain is the problem is not)' 라고 하였듯 통증부위 치료를 하는 것 보다 가슴근을 신장시키는 방법을 같이 사용하는 것이 효과적이다.

환자 자세를 인식하고 운동을 하고자 하는 환자의 치료 프로그램에서 키네시오로지 테이핑 적용은 훌륭한 보조 치료가 될 수 있다.

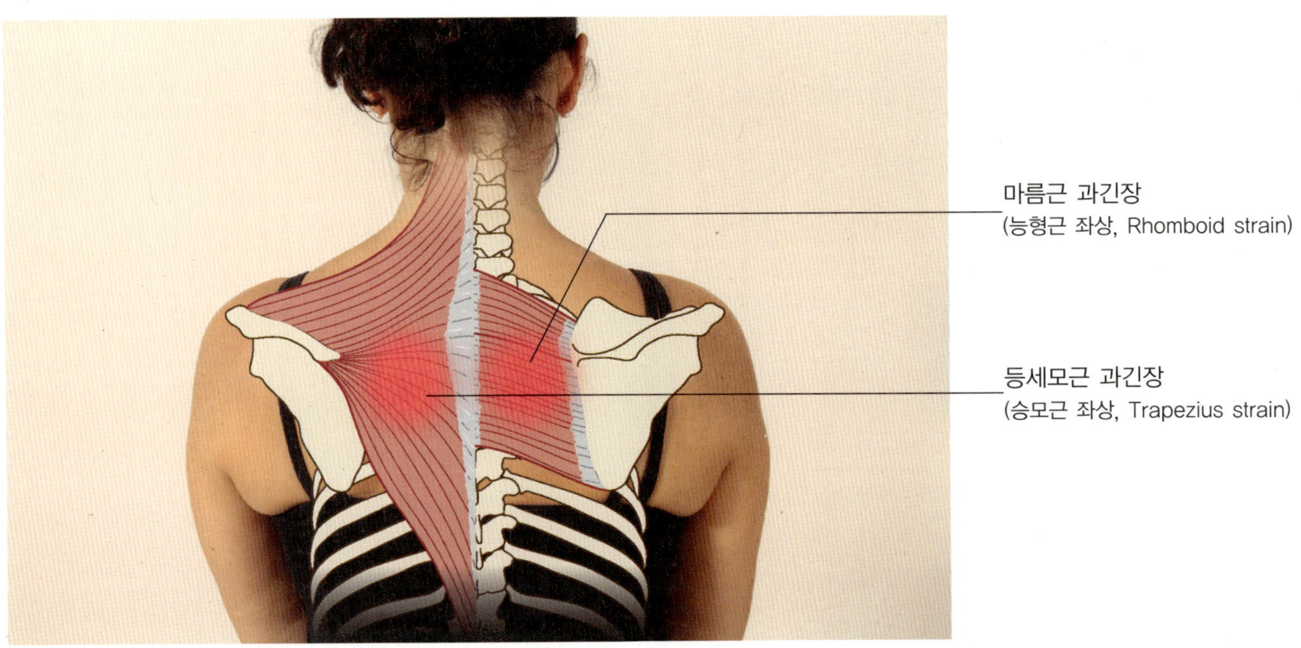

그림 6.1 중간등(Mid-thoracic)근육 (마름근과 등세모근)

1. 환자의 몸통중간(mid-trunk)을 굽힘(굴곡, flexion)자세를 취하도록 한다. 어깨(shoulder)는 내밈(전인, pro traction)시켜 중간등(mid-thoracic)근육을 스트레칭 시킨다. 기준화된 두 개의 'I' 스트립을 사용하여 75%정도 늘려서 상부 등세모근(위 승모근, Upper Trapezius)에서 시작하여 척추 세움근(척추 기립근, Erector spinae muscles)을 따라 꼬리쪽 방향으로 붙인다(그림 6.2).

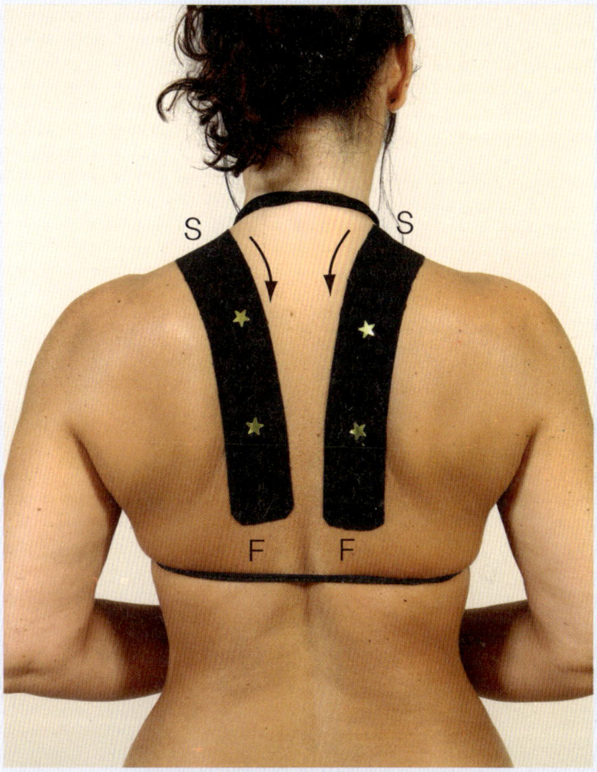

그림 6.2 첫 번째로 2개의 'I' 스트립을 사용하여 양쪽 어깨뼈 모서리(견갑골 내측연, Shoulder blades)사이를 길게 붙인다.

2. 기준화된 두 개의 'I' 스트립을 이용하여 75%정도 늘려 중간등(mid-thoracic)부분을 교차하여 양쪽 어깨뼈 모서리(견갑골 내측연, Shoulder blades)를 향해 붙인다(그림 6.3).

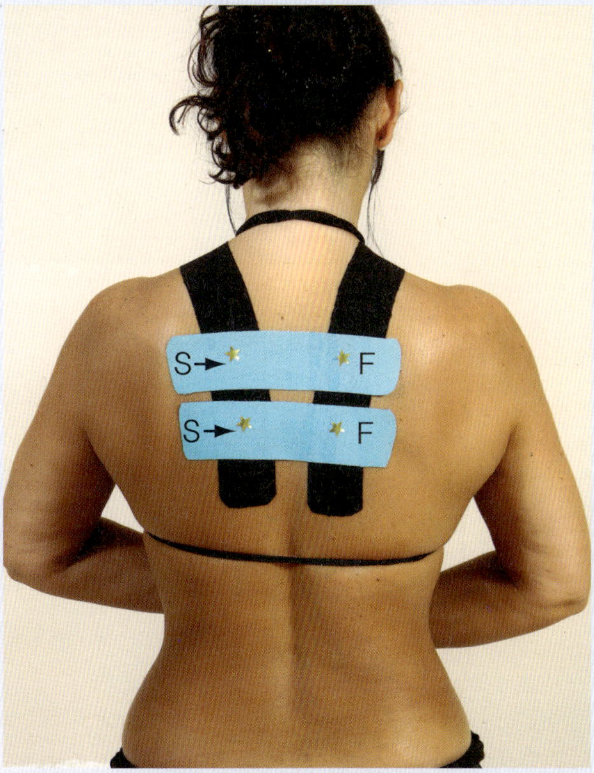

그림 6.3 두 번째로 두 개의 'I' 스트립을 사용하여 어깨뼈 모서리(견갑골 내측연, Shoulder blades)를 연결한다.

3. 열을 발생시켜 접착효과를 높여 준다.

뒤쪽 목 통증 (Posterior cervical pain)

다음에 적용할 방법은 뒤쪽 목에 통증이 있는 경우 통증을 줄일 수 있도록 하는 환상적인 테이핑 방법이다. 만약 환자가 양측에 통증을 호소하는 경우, 다음 방법은 환자의 증상을 완화시킬 수 있는 최적의 방법일 것이다. 통증의 원인에는 여러 가지가 있다. 많은 환자들은 종종 습관적 움직임/생활습관에 의한 근육의 통증이나 근 단축과 같은 불편함을 호소하다(그림 6.4).

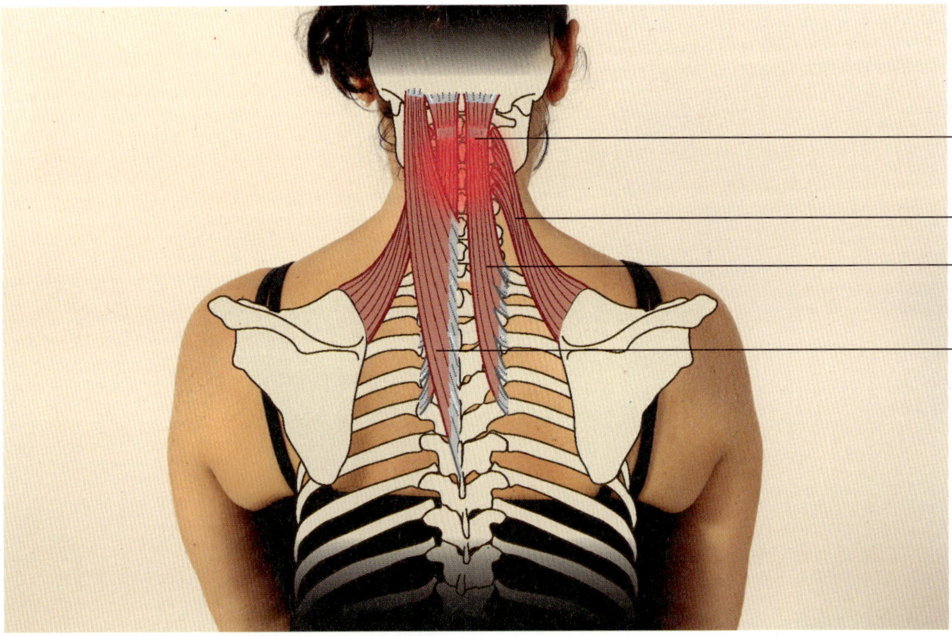

그림 6.4 뒤쪽 목 근육

1. 환자에게 목을 굽힘(경추굴곡, Cervical spine flexion) 시켜 뒤쪽 목근육이 스트레칭 되게 자세를 취한다. 기준화된 두 개의 'I' 스트립을 사용하여 헤어라인(hairline)에서부터 아래쪽으로 척추 세움근(척추 기립근, Erector spinae muscles)을 따라 25%정도 늘려서 붙인다(그림 6.5).

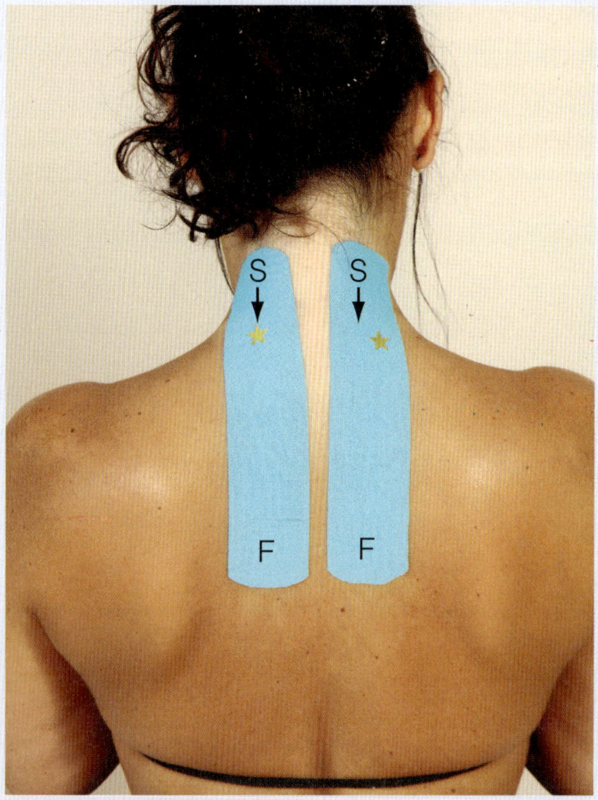

그림 6.5 첫 번째로 두 개의 'I' 스트립으로 뒤 목부분에 적용한다.

2. 기준화된 'I' 스트립을 75%정도 늘려서 통증부위를 교차한다(그림 6.6).

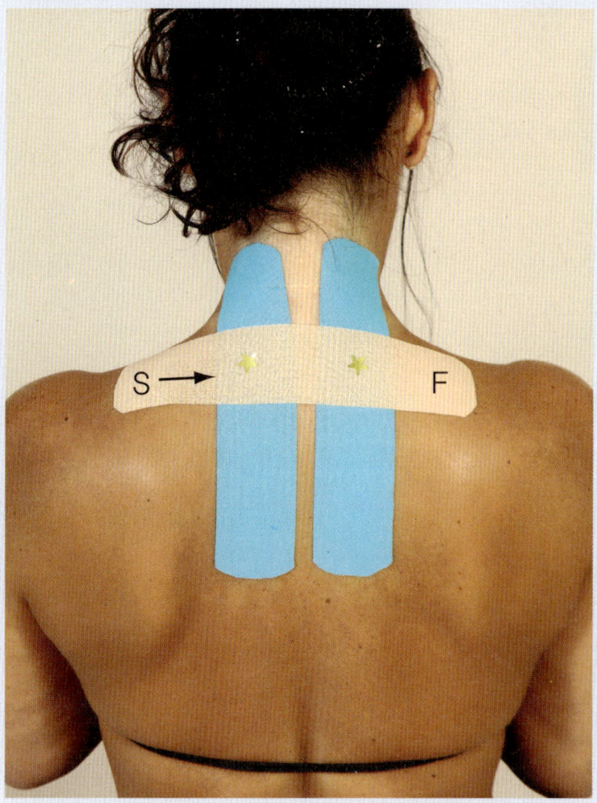

그림 6.6 두 번째로 'I' 스트립으로 통증부위를 교차한다.

3. 열을 발생시켜 접착효과를 높여 준다.

목뼈 (경추, Cervical Spine): 어깨올림근 (견갑거근, Levator Scapulae)/ 위어깨세모근 (상승모근/Upper Trapezius) 과긴장 (좌상, Strain)

González-Iglesias 등(2009)은 '급성 편타성손상(whiplash injuy)' 환자들에게 키네시오로지 테이핑을 적용하여 단기간에 목(Cervical)의 통증과 ROM에 대한 효과'를 연구하였다. 그 결과 24시간의 추적 조사 결과 키네시오로지 테이핑요법을 적용했을 때 통계학적 유의한 효과를 보였다. 어깨뼈 윗각(견갑골 상각, Scapular superior angle)에 부착된 어깨올림근(견갑거근, Levator scapulae): 환자가 이 부분에 통증을 호소할 때 이 근육의 원인이 될 수 있다. 이 근육이 그림에서 보는 것과 같이 환자 증상의 전체적인 이유가 될 수 있지만, 다른 원인이 있을 수 있다는 것을 고려해 해야 한다. 목뼈(경추, Cervical)의 돌기사이관절(후관절, Facet joint)을 예로 들면, 등세모근(승모근, Trapezius), 마름근(능형근, rhomboids)과 심지어 가시위근(극상근, Supraspintus)은 물론 첫째 갈비뼈(늑골, Rib)기능장애 또한 고려해야 한다(그림 6.7).

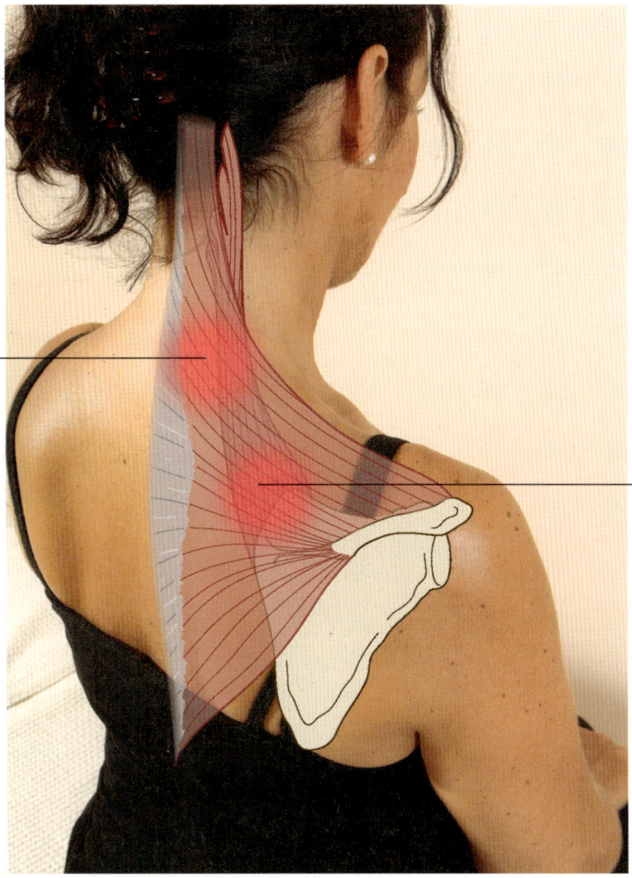

그림 6.7 어깨뼈 윗각(견갑골 상각, Superior angle of scapular) 통증 부위 위치와 위등세모근 과긴장(상승모근 좌상, Upper trapezius Strain) 부위

1. 통증부위의 반대쪽으로 가쪽굽힘(Side bending)과 돌림(rotation)시켜 어깨올림근(견갑거근, Levator scapulae)이 스트레칭 된 자세를 취한다. 하나의 'Y' 스트립을 어깨뼈(견갑골, Scapulae)아래측면에서 시작하여 어깨올림근(견갑거근, Levator scapulae)의 이는곳(기시, Origin)까지 약간 늘려서 붙인다(그림 6.8).

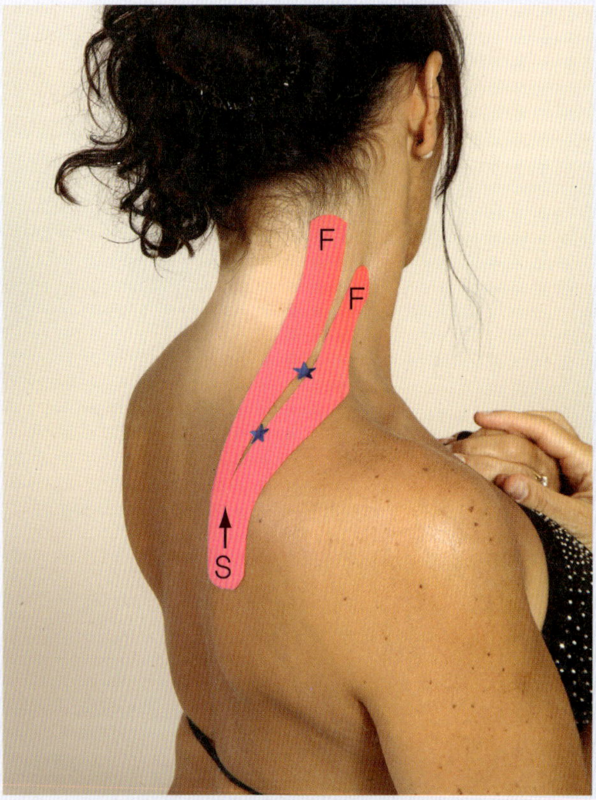

그림 6.8 첫 번째로 어깨올림근(견갑거근, Levator scapulae)에 적용한다.

2. 환자에게 약간의 어깨당김(후인, Retract)자세를 취하도록 한다. 두 번째 'Y' 스트립을 사용하여 빗장위오목(쇄골상와, Supraclavicular fossa)에서 등세모근(승모근, Trapezius)를 교차하여 75%정도 늘려서 붙인다(그림 6.9).

3. 열을 발생시켜 접착효과를 높여 준다.

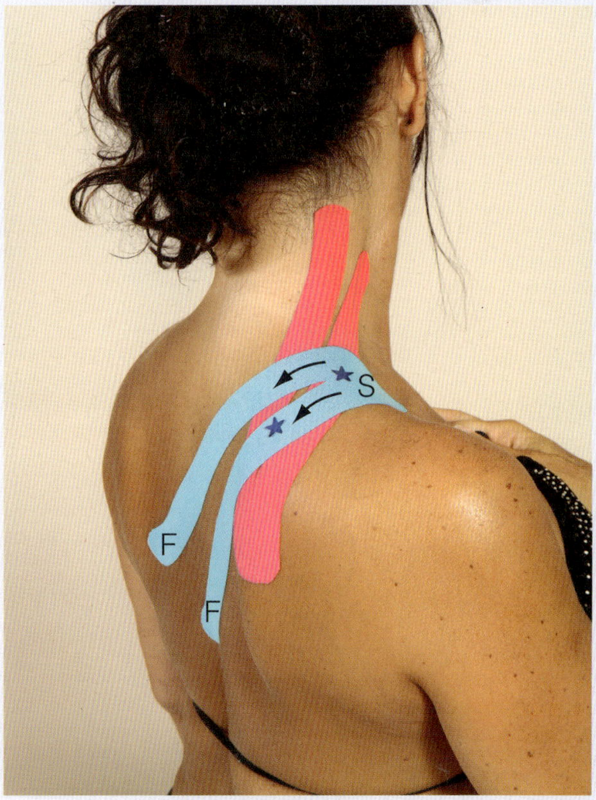

그림 6.9 두 번째로 등세모근(승모근, Trapezius)에 적용한다.

7

상지에서의 키네시오로지 테이핑 방법

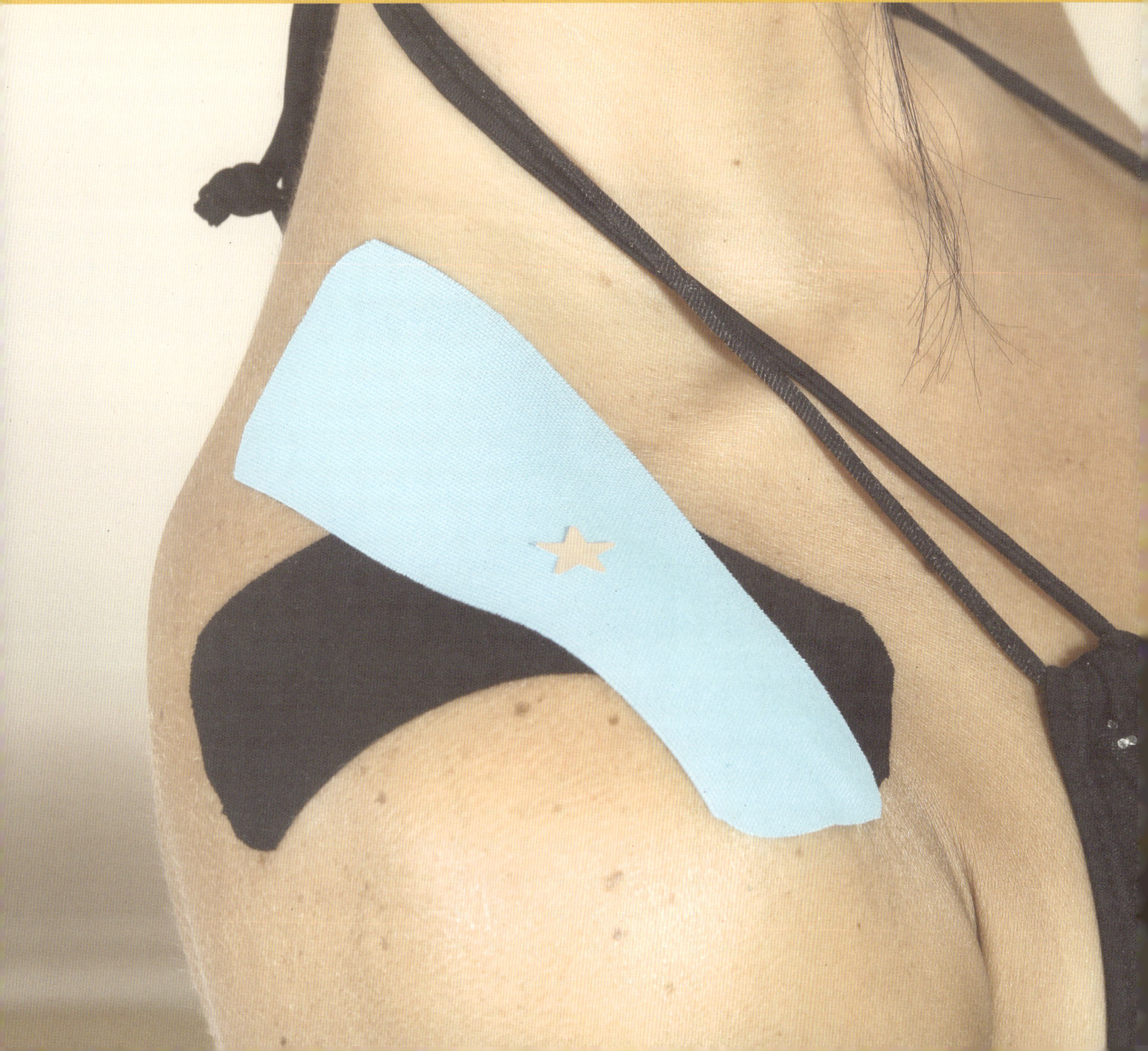

회전근개 건염: 가시위근(극상근), 윤활낭염과 가시아래근 통증
(Rotator Cuff Tendinopathy: Supraspinatus, Bursitis and Infraspinatus Pain)

Kaya 등(2010)은 어깨 충돌 증후군(shoulder impingement syndrome)환자를 치료하기 위해 일반 물리치료와 키네시오로지 테이핑의 효과를 비교했다. 그들은 어깨 충돌증후군(shoulder impingement syndrome)을 치료할 때 즉각적인 효과를 보기 위해서 키네시오로지 테이핑을 치료 옵션으로 사용할 수 있다는 결론을 내렸다.

또한, Hsu 등(2009)은 어깨 충돌 증후군(shoulder impingement syndrome)을 가진 야구선수들에게 키네시오로지 테이핑의 효과를 연구하였다. 그들은 팔을 내릴 때 60-30° 어깨-위팔리듬(견갑-상완리듬, Scapulohumeral rhythm)에서 등세모근 아래섬유(승모근 하부 섬유, Lower fibres of the trapezius)가 활성화 되는 것을 발견하였다.

그렇다면 어깨의 어떤 지점부터 시작해야 할까? 나는 이 재미있는 영역에서 책을 저술할 수 있다. 나는 테이핑을 통증 부위와 연부조직에 따라 테이핑을 변형시켜 적용하는 방법을 선호한다. 예를 들면, 특히 수영선수의 경우 환자가 어깨의 측면에 통증이 있는 경우, 가시위근 건염(극상근 건염, Supraspinatus Tendinopathy)일 가능성이 있다. 봉우리(견봉, Acromion)아래 통증은 어깨밑 주머니(견봉하낭, Subacromial bursa)의 문제가 될 수 있고 위팔뼈(상완골, Humerus) 큰결절(대결절, Greater tubercle)의 뒤쪽에 통증이 있다면 가시아래근(극하근, Infraspinatus)의 문제일 수 있다. 그림 7.1에서 어깨에 관련된 통증이 자주 발생하는 세 부위의 통증 영역을 나타내고 있다.

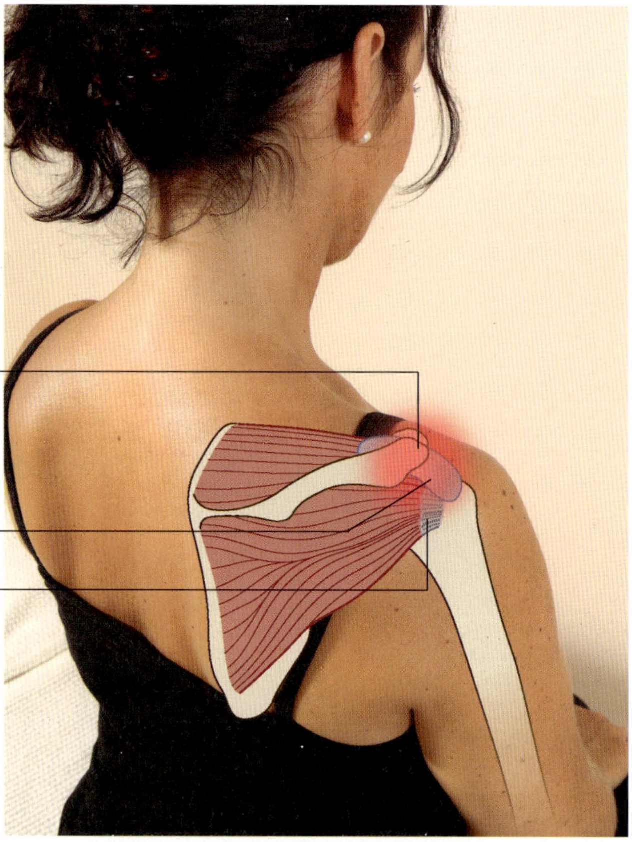

그림 7.1 환자의 어깨 통증 원인이 되는 세 부위의 통증 영역

1. 첫 번째 방법은 어깨 세모근(삼각근, Deltoid muscle)의 부하를 줄여주기 위한 방법이다. 만약 어깨에 어떤 문제가 존재한다면 가장 먼저 이 방법을 적용한다. 'Y' 스트립을 이용하여 어깨 세모근 거친면(삼각근 조면, Deltoid tuberosity)에서부터 테이프를 약간 늘려서 첫 번째 꼬리를 어깨 세모근 전방섬유(삼각근 전방섬유, Andterior of deltoid)가 스트레칭 된 자세에서 붙이고, 다른 하나의 꼬리는 어깨 세모근 후방섬유(삼각근 후방섬유, Posterior of deltoid)가 스트레칭 된 자세에서 붙인다(그림 7.2).

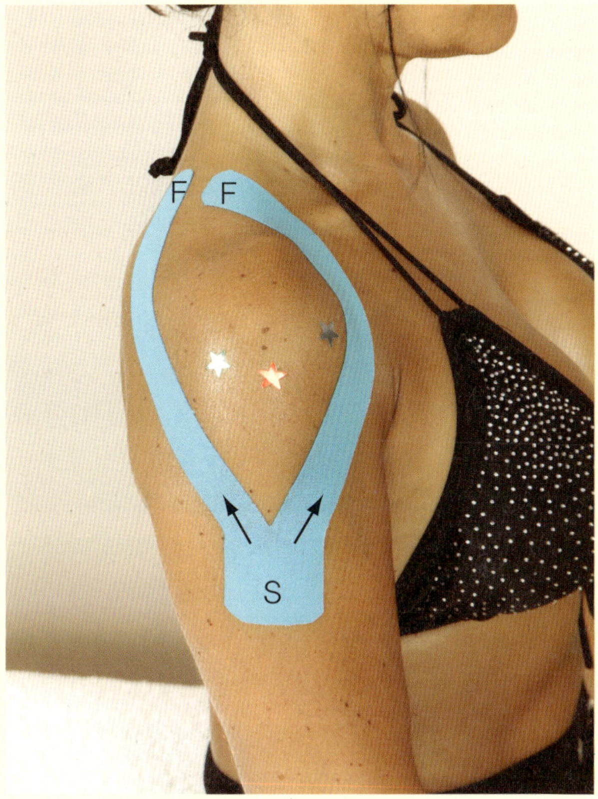

그림 7.2 첫 번째로 어깨 세모근(삼각근, Deltoid)의 부하를 줄여준다.

2. 환자들에게 그들의 손을 허리에 가져가게 하여 가시위근(극상근, Supraspinstus)과 가시 아래근(극하근, Infras pinatus)이 스트레칭 되도록 취하도록 한다. 통증 부위에 'Y' 스트립 적용: 75%정도 늘려서 봉우리(견봉, Acromion)의 아래 가쪽관절주머니(관절낭, Bursa)쪽 어깨 전방에서 시작하여 어깨를 덮어 가시위근(극상근, Supraspin stus)을 향하며, 하나의 꼬리는 위팔뼈 큰결절(상완골 대결절, greater tubercle of humerus)을 지나 가시 아래근(극하근, Infraspinatus)을 향한다(그림 7.3). 또한, 더욱 효과적인 자세를 적용하기 위해 테이핑 적용 전에 어깨뼈(견갑골, Scapular)를 당김(후인, Retract)자세를 유지한 상태에서 테이핑을 실시한다.

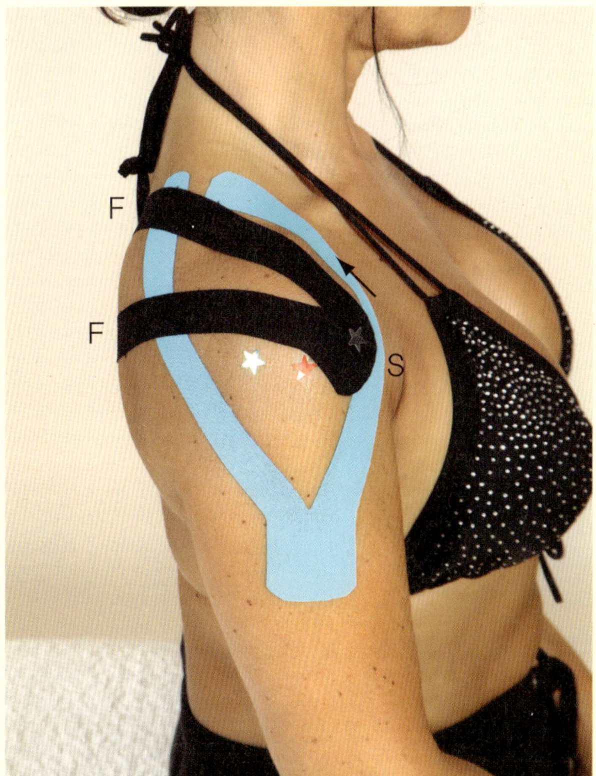

3. 열을 발생시켜 접착효과를 높여 준다.

그림 7.3 두 번째로 특정 통증 부위를 덮어 준다.

봉우리 빗장관절 염좌
(견쇄관절 염좌, Acromioclavicular Joint Sprain)

내가 럭비팀 물리치료사로 일할 때, 봉우리 빗장관절 염좌(견쇄관절 염좌, Acromioclavicular Joint, ACJ)가 선수들에게 자주 발생한다. 나는 모든 훈련과 게임에서 몇 가지 유형의 관절 손상을 볼 수 있었다. 럭비와 같이 접촉하는 스포츠는 관절의 탈구(subluxations)/염좌(sprains)가 흔히 발생한다. 다른 스포츠와 같이 럭비에서 또한 빗장관절 염좌(ACJ Sprain) 또한 배제 할 수 없다. 몇 년전 나는 독일에서 급류가 심한 강에서 카약(kayaking)을 타다가 빗장관절 탈구(ACJ Subluxed)가 된 적이 있었다. 이 빗장관절은 휴식을 취해 줘야 하지만 일상생활에서 심지어 옷을 입을 때도 사용하기 때문에 치료가 쉽지 않으며, 운동선수들은 활동을 계속 유지해야 되기 때문에 더욱 치료하기가 어렵다. 따라서 키네시오로지 테이핑 방법은 치료과정에서 보조 역할을 할 수 있는 완벽한 방법이다.

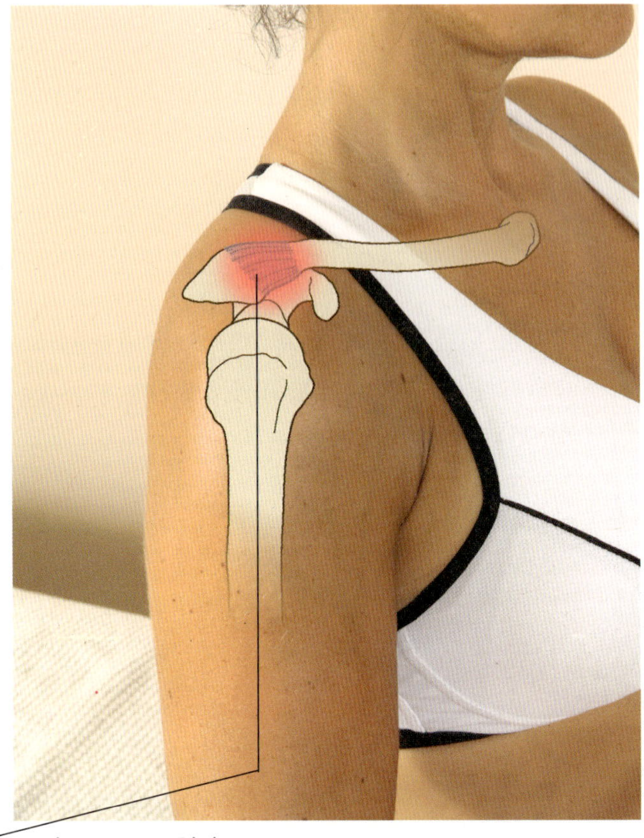

그림 7.4 ACJ 염좌

1. 환자 팔을 옆에 두고 빗장관절(ACJ)이 신장되지 않게 놓는다. 기준화된 'I' 스트립을 사용하여 75-100%정도 늘려서 ACJ와 교차하게 붙인다(그림 7.5).

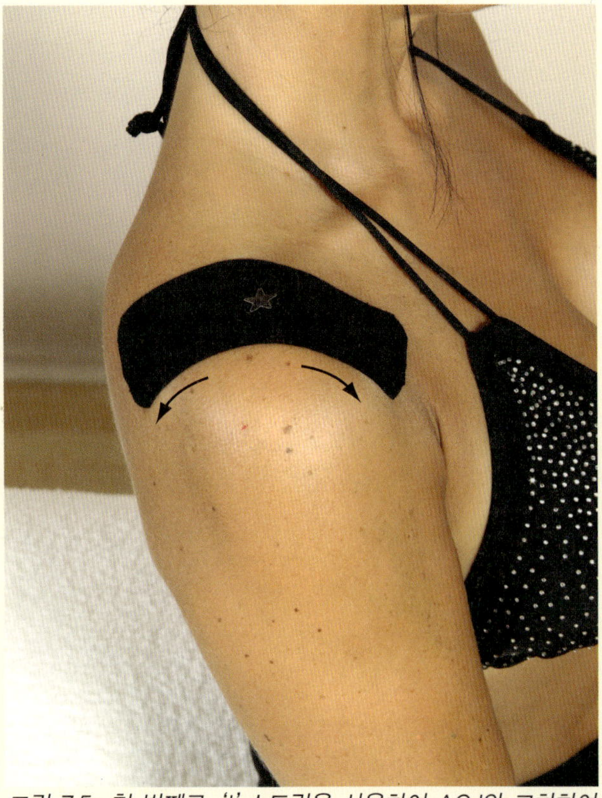

그림 7.5 첫 번째로 'I' 스트립을 사용하여 ACJ와 교차하여 적용한다.

2. 기준화된 다른 'I' 스트립으로 75-100%정도 늘려서 적용한다(그림 7.6).

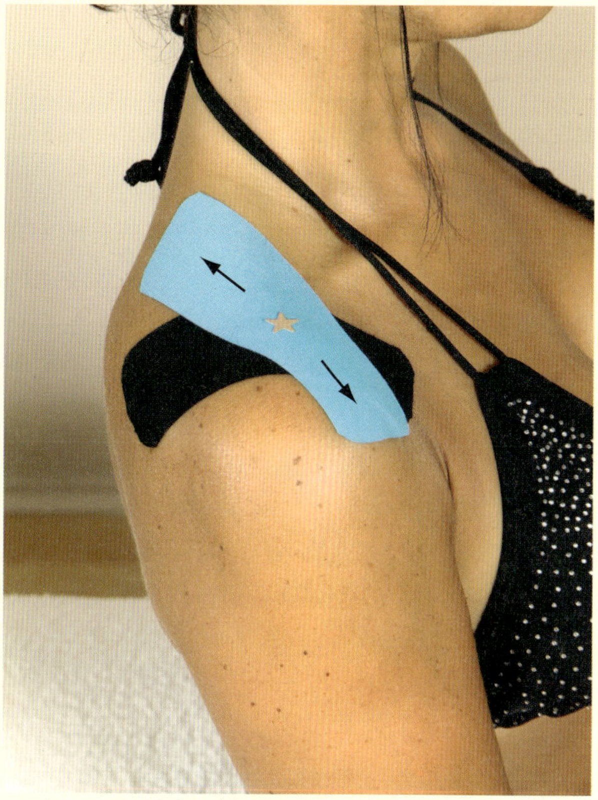

그림 7.6 두 번째로 'I' 스트립을 사용하여 ACJ에 교차하여 적용한다.

3. 기준화된 세 번째 'I' 스트립으로 75-100%정도 늘려서 적용한다(그림 7.7).

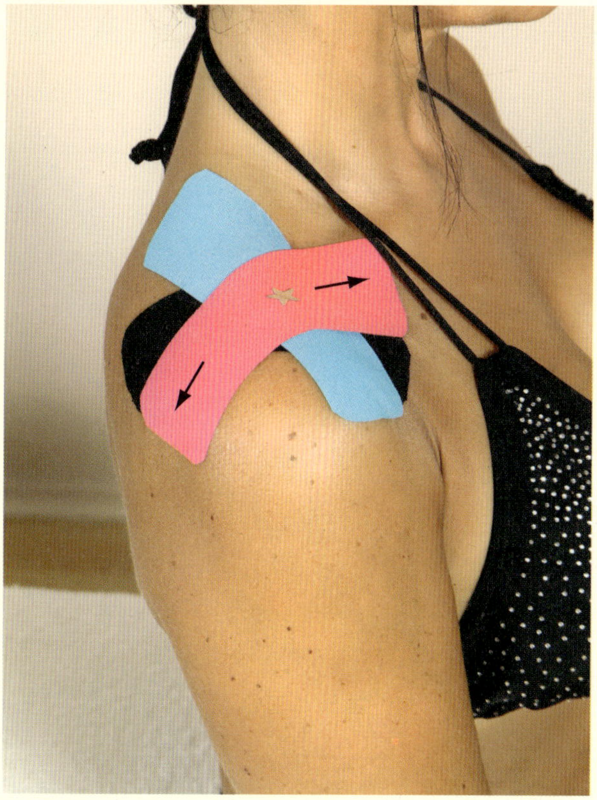

그림 7.7 세 번째로 'I' 스트립을 사용하여 ACJ에 교차하여 적용한다.

4. 열을 발생시켜 접착효과를 높여 준다

위팔두갈래근(상완이두근, Biceps): 긴갈래(장두, Long head)와 짧은갈래(단두, Short head)

Fratocchi 등(2012)은 키네시오로지 테이핑을 위팔두갈래근(상완이두근, biceps brachii)에 적용할 때 팔꿈치의 등속성 최대회전력(peak torque)에 어떤 영향을 미치는지에 대한 연구를 진행 하였으며, 실제로 건강한 실험자 그룹에서 팔꿈치 단축성 수축(구심성 수축, Concentric contraction)의 최대회전력(peak torque)이 증가한다고 제시하였다.

앞서 언급한 바와 같이 어깨의 앞쪽에 통증이 있다면 가시위근 힘줄(극상근건, supraspinatus tendon)의 문제일 수 있다. 그러나 위팔두갈래근의 긴갈래(Long head of biceps)가 관절위결절(관절와상결절, supraglenoid tubercle)에서 잇기(기시, origin)시작하여 두갈래근고랑(결간구, bicipital groove)을 통과하여 최종적으로는 노뼈(요골, Radius)의 두갈래근건막(이두근 건막, bicipital aponeurosis)에 붙는데 이때 결절사이고랑(결간구, bicipital groove)부위에서 건염(tendinopathy)이 발생할 수 있다(그림 7.8).

45세의 남성에게는 비교적 상완이두근 긴갈래(위팔두갈래근 장두, Long head of biceps)의 파열이 잘 일어난다. 이때 긴갈래(장두, long head)의 파열로 인해 근육이 말려 위팔(상완, Humur)에 덩어리 모양이 생기는데 우리는 이것을 '뽀빠이(popeye) 팔'이라고 알려져 있다.

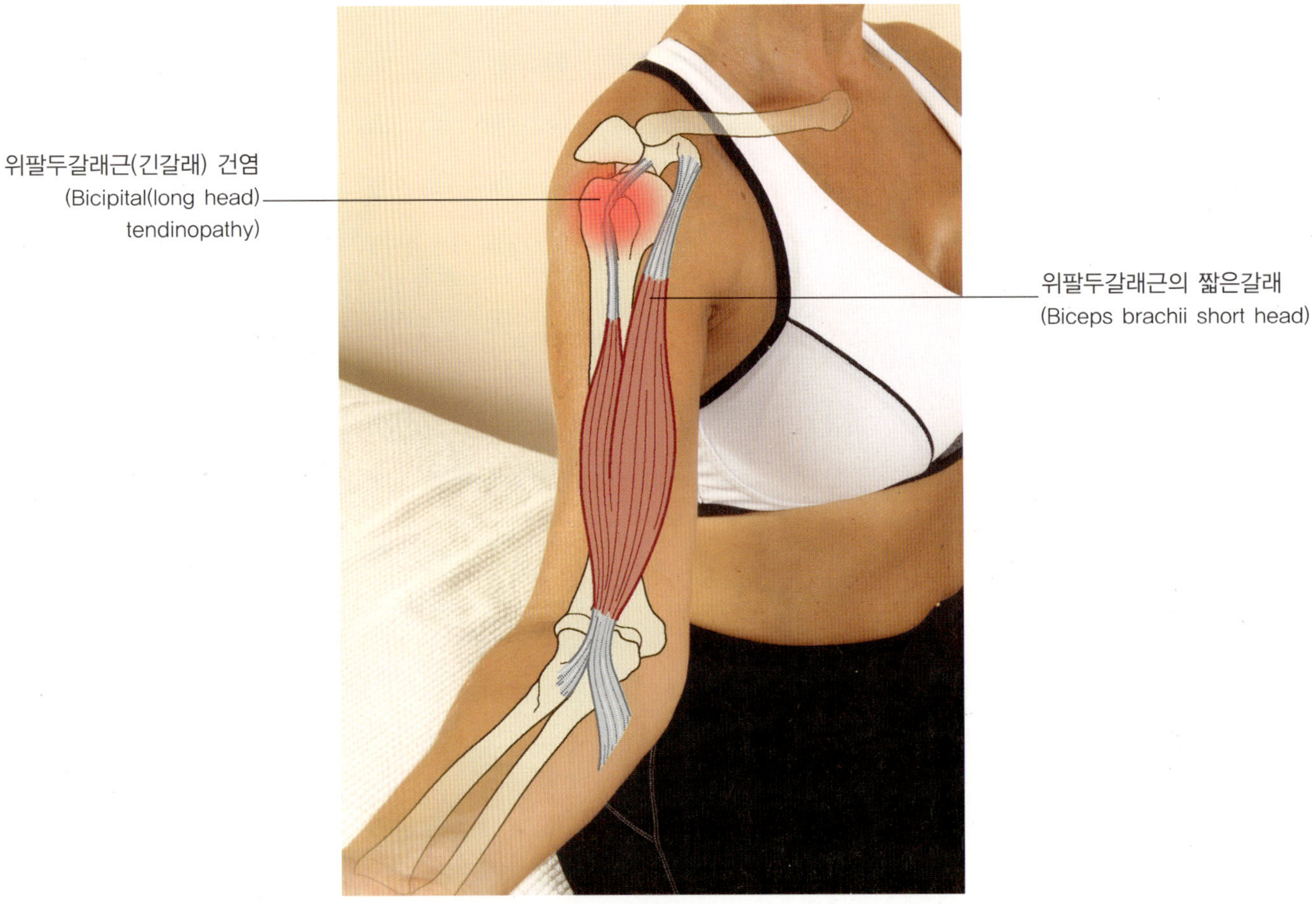

그림 7.8 위팔두갈래근의 긴갈래(Long head of biceps)의 위팔두갈래근 건염(상완이두근 건염, Bicipital tendinopathy)

1. 위팔두갈래근(상완이두근, Biceps Muscle)을 스트레칭 시키고 'Y' 스트립을 약간 늘려서 노뼈(요골, Radius)에서 부터 각각의 꼬리를 위팔두갈래근의 긴갈래와 짧은갈래(위팔두갈래근 장두와 단두, Biceps brachii long & short head)를 향하여 붙인다(그림 7.9).

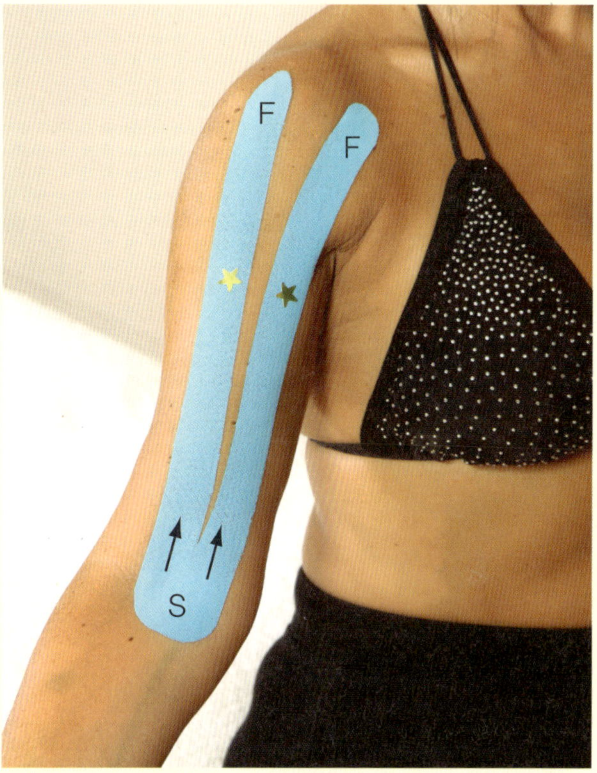

그림 7.9 첫 번째로 'Y' 스트립으로 두 개의 위팔두갈래근(상완이두근, Biceps brachii)을 덮는다.

2. 기준화된 작은 'I' 스트립을 사용하여 통증부위에 테이프를 75-100%정도 늘려서 교차하여 붙인다(그림 7.10).

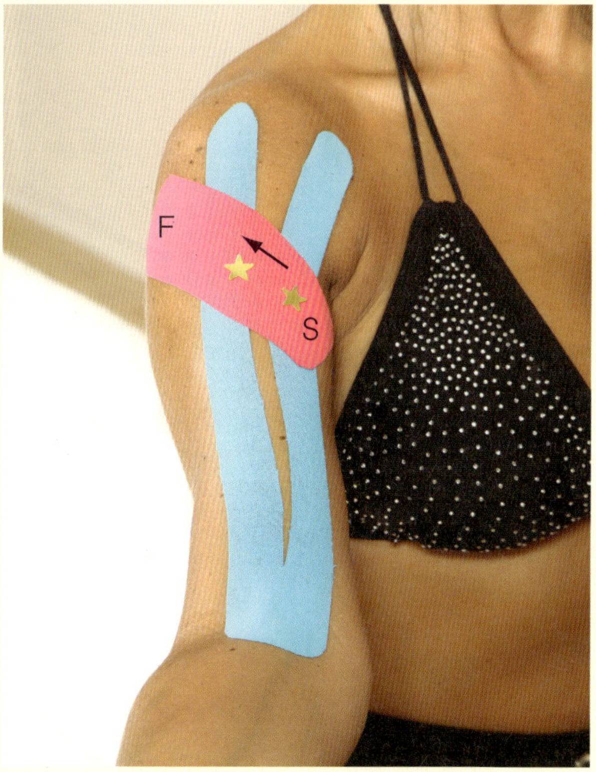

그림 7.10 두 번째로 작은 'I' 스트립으로 통증부위를 교차한다.

3. 열을 발생시켜 접착효과를 높여 준다.

8

아래팔, 손, 손목에서의 키네시오로지 테이핑 방법

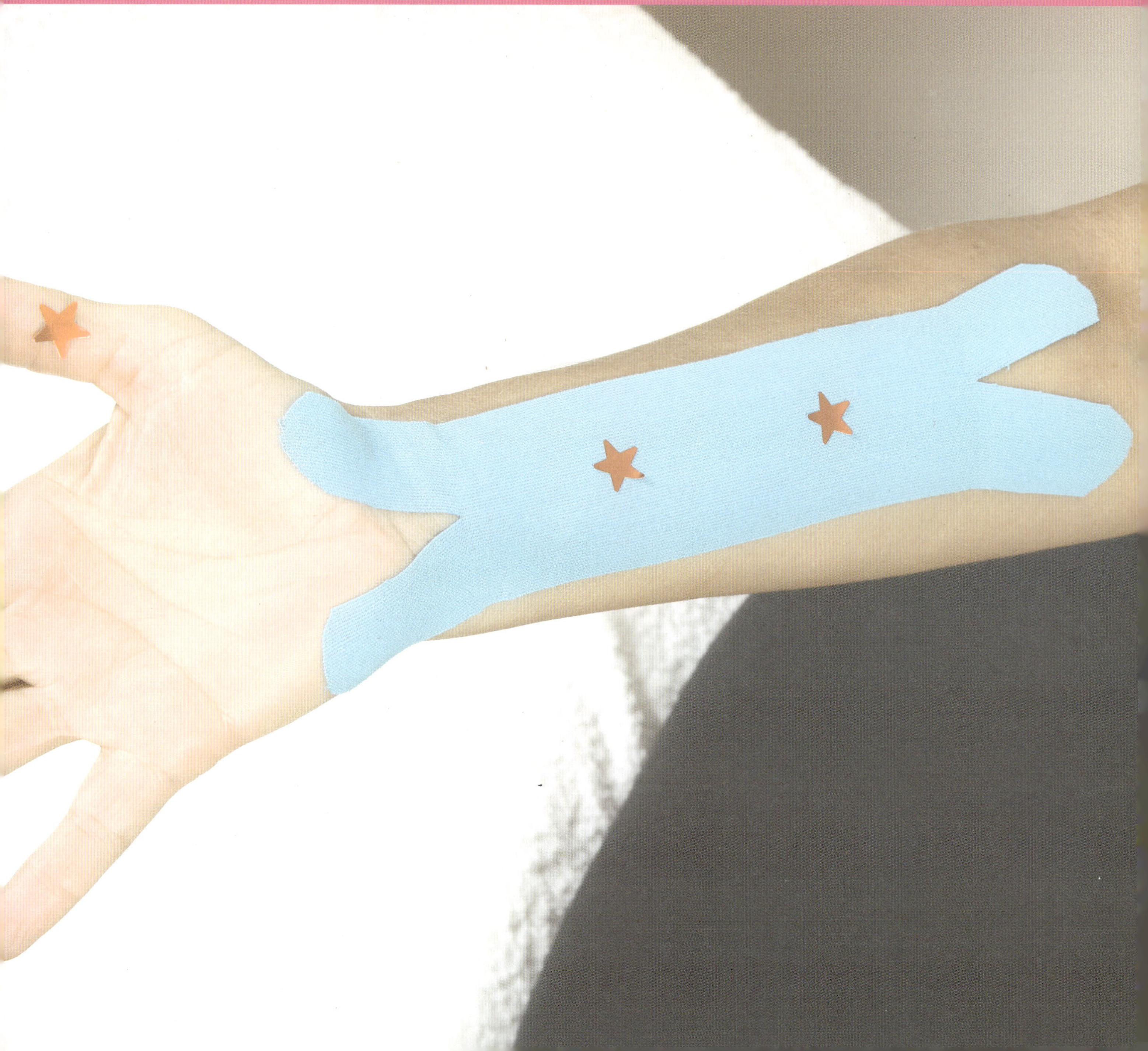

외측 상과염 (Lateral epicondylitis): 테니스팔꿉증 (Tennis elbow)

팔꿈치 가쪽(Lateral) 통증은 환자들에게 심한 통증과 그로 인해 환자들을 무기력하게 하며, 때로는 주전자를 들 수 없을 정도로 심한 통증을 일으킨다. 통증부위에 키네시오로지 테이핑을 적용할 때, 목뼈5, 6번(경추, Cervical C5, C6)의 이상에 의한 방사통인지 팔꿈치 근육의 통증인지를 구별해야 한다.

근육의 문제인지 방사통 문제인지를 확인하기 위해 간단한 테스트를 할 수 있다. 방법은 간단하게 가운데 손가락을 폄(신전, extension)시켜 저항을 줬을 때, 팔꿈치 가쪽부분에 통증이 있는 경우 이것은 짧은노쪽손목폄근(단요측수근신근, Extensor carpi radialis brevis, ECRB)의 힘줄(건, Tendon)에 문제가 있을 것이다. 이 근육은 가쪽위관절융기(외측상과, Lateral epicondyle)에서 시작(공통 폄근 이는점)하여 중앙 손허리뼈(중수골, Meta carpal bone)에 닿기(정지, Insertion) 때문에 가운데 손가락 폄과 연관이 있다. 테니스팔꿉증(Tennis elbow)과 관련된 근육은 그림 8.1과 같다.

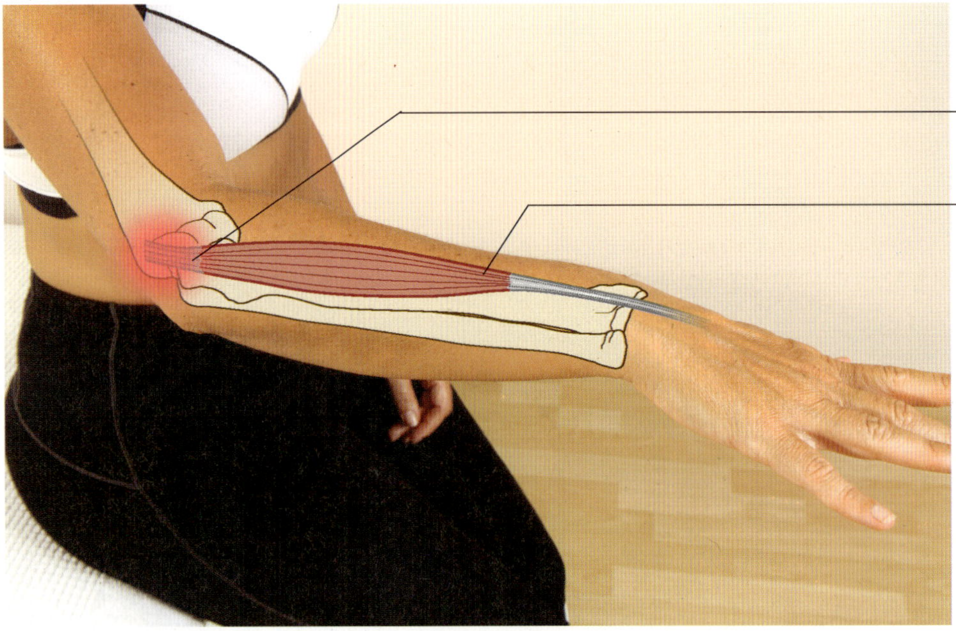

그림 8.1 테니스팔꿉증(Tennis elbow)과 관련된 가장 일반적인 근육

1. 긴 'I' 스트립의 한 칸을 접어 두 개의 '마름모' 모양을 잘라낸다(그림 8.2).

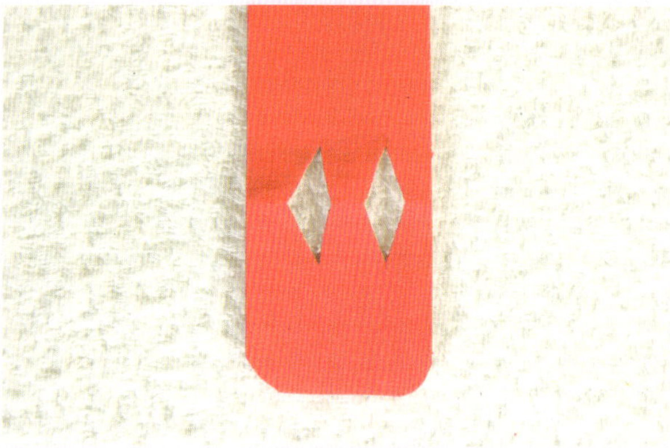

그림 8.2 두 개의 '마름모' 모양을 잘라낸다.

2. 잘라낸 2개의 구멍에 검지와 중지손가락을 넣는다. 그리고, 팔꿈치 엎침(회내, Pronation)과 폄(신전, Extension) 상태로 손목을 굽힘(굴곡, Flexion)시킨다. 약간 늘려서 짧은노쪽손목폄근건(ECRB tendon)을 따라 길게 붙인다(그림 8.3).

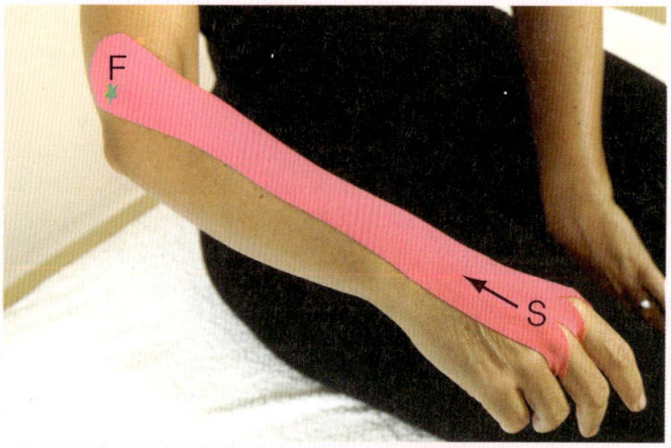

그림 8.3 첫 번째로 긴 'I' 스트립을 사용하여 적용한다.

3. 'Y' 스트립을 사용하여, 키네시오로지 테이핑 방법으로 가쪽위관절융기(외측상과, lateral epicondyle)의 약간 뒤쪽에서부터 75-100%정도 늘려서 선행했던 'I' 스트립과 교차하여 붙인다. 각 '꼬리' 는 아래팔 굽힘근(전완굴곡근, Forearm flexor)에서 마무리 한다(그림 8.4).

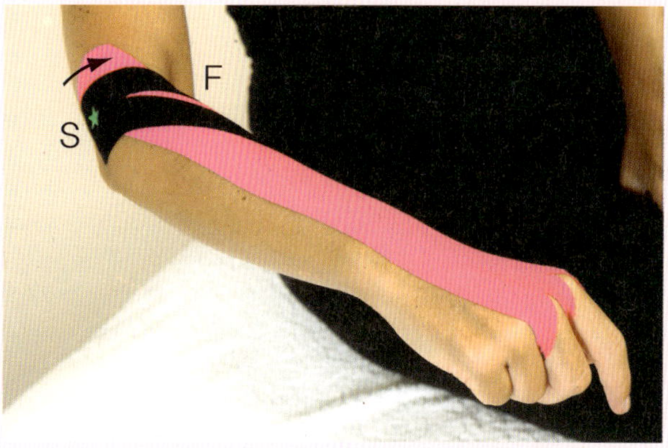

그림 8.4 두 번째로 'Y' 스트립을 사용하여 적용한다.

4. 열을 발생시켜 접착효과를 높여 준다.

내측상과염 (Medial Epicondylitis)과 자신경 (척골신경, Ulnar nerve): 골퍼팔꿉증 (Golfer's Elbow)

내가 군대에서 체력 트레이너로 근무할 때, 자일(climbing ropes)을 사용하여 매우 효과적으로 근력을 향상시켰다. 그러나 시간이 지남에 따라 나의 팔꿈치 내측 면에 통증을 느끼기 시작했으며, 골프를 지치 않아도 골퍼엘보우(golfer' s elbow)가 발생할 수 있다는 것을 알았다. 이런 증상은 기본적으로 누구에게나 영향을 미칠 수 있으며, 일반적으로 원엎침근(원회내근, Pronator teres)에 의해 발생한다(그림 8.5). 이 근육은 안쪽관절융기(내측상과, Medial epicondyle)에서 잇는(기시, Origin)다. 그렇기 때문에 이 증상을 '내측 상과염(medial epicondylitis)' 이라고 부른다. 또한, 환자의 새끼손가락(little finger)에 따끔거리거나 변형된 감각을 느끼는 경우 자신경(척골신경, Ulnar nerve)의 염증과도 관계가 있다.

다음과 같은 키네시오로지 테이핑 방법은 원엎침근(원회내근, Pronator teres)과 자신경(척골신경, Ulnar nerve)에 도움이 될 것이다.

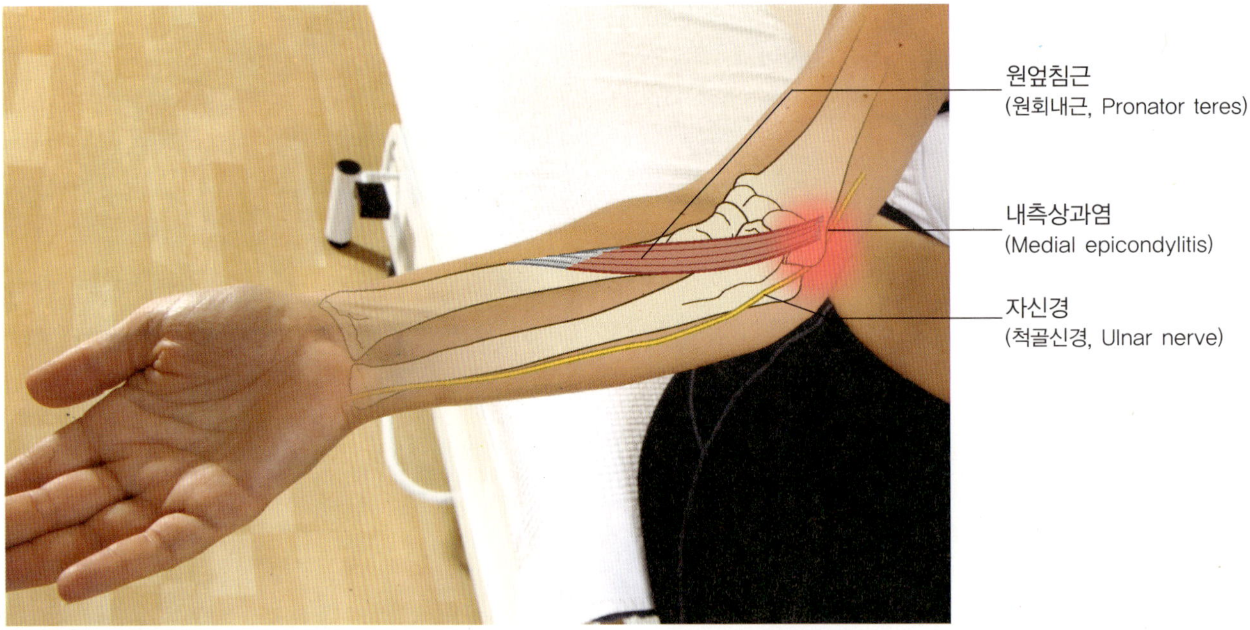

그림 8.5 원엎침근(원회내근, Pronator teres)과 자신경(척골신경, Ulnar nerve)의 관계

1. 원엎침근(원회내근, Pronator teres)을 신장(Stretch)시키기 위해 아래팔 뒤침(Forearm Supination)시키고 팔꿉관절 폄(Elbow Extension)을 시킨다. 'I' 스트립을 약간 늘려서 잇는점(기시, Origin)인 안쪽관절융기(내측상과, Medial epicondyle)에서 시작하여 원엎침근(원회내근, Pronator teres)을 따라 마무리 한다(그림 8.6).

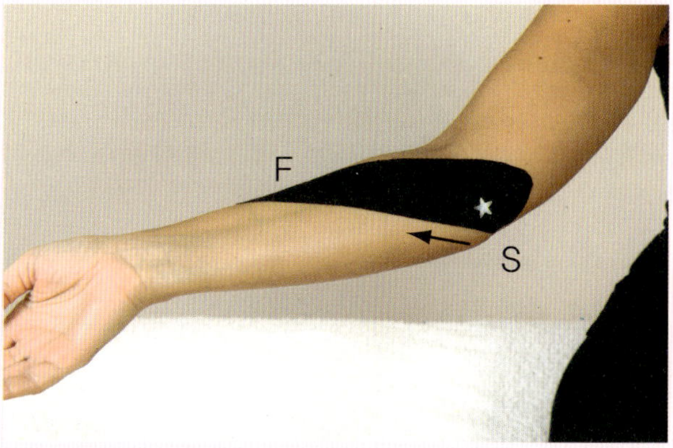

그림 8.6 첫 번째로 'I' 스트립을 사용하여 원엎침근(원회내근, Pronator teres)에 적용한다.

2. 기준보다 작은 'Y' 스트립을 사용하여 75-100%정도 늘려 통증부위를 교차하여 붙인다(그림 8.7).

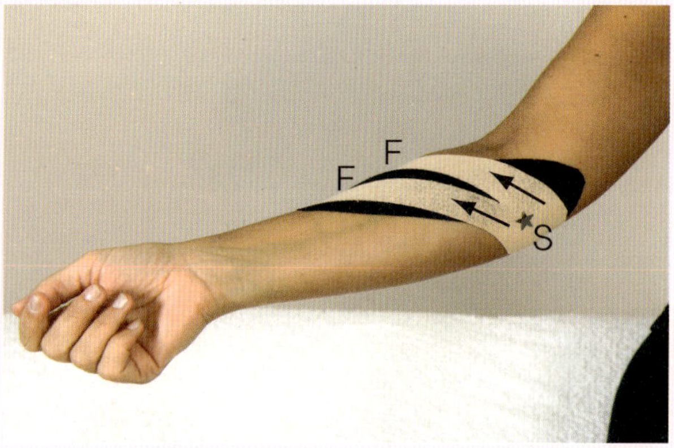

그림 8.7 두 번째로 작은 'Y' 스트립을 사용하여 통증 부위를 교차하여 적용한다.

3. 열을 발생시켜 접착효과를 높여 준다.

수근관증후군
(Carpal tunnel syndrome)

손목굴(수근관, Carpal tunnel)은 콩알뼈(두상골, Pisiform), 갈고리뼈(유구골, Hamate), 손배뼈(주상골, Scaphoid), 큰마름뼈(대능형골, Trapezium) 4개의 손목뼈사이에 존재한다. 이 터널을 통해 정중신경(median nerve)과 얕은손가락굽힘 힘줄(천지굴근, Superficial flexor finger)과 깊은손가락굽힘 힘줄(심지굴근 건, Deep flexor finger tendons)이 지나간다. 수근관증후군(Carpal tunnel syndrome)은 정중신경(Median nerve)의 압박과 굽힘근의 과사용(overuse)과 같은 특정 원인에 의해 '건초염(tenosynovitis)'의 원인이 된다. 힘줄(tendon)의 염증은 신경을 압박하는 원인이 되고 엄지(Thumb)와 검지(Index), 중지(Middle), 약지(Ring)의 절반이 변형된 감각을 갖게 될 것이다(그림 8.8). 키네시오로지 테이핑은 굽힘근(굴근, Flexor)의 부종과 손, 손가락 통증을 줄이는데 도움이 될 것이다.

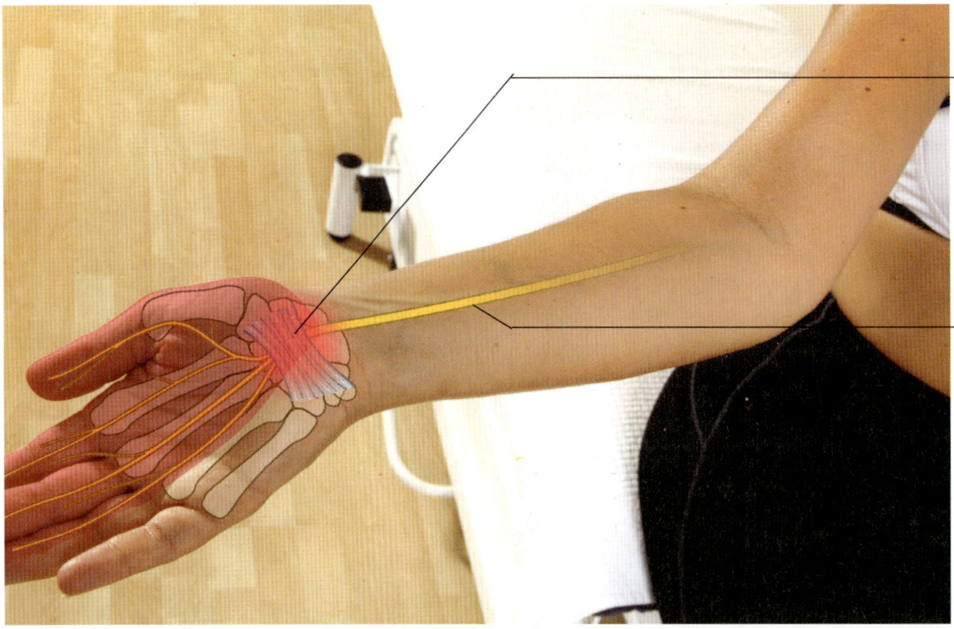

그림 8.8 수근관증후군(Carpal tunnel syndrome)

1. 환자들에게 손목(Wrist)과 팔꿉관절(Elbow)을 폄(신전, Extension)시켜 굽힘(굴곡, Flexor)근 힘줄이 신장(Stretch)된 자세를 취하도록 한다. 'I' 스트립의 양 끝을 잘라 작은 꼬리모양으로 나눠 긴 'X' 모양을 만든다. 늘리지 않고(no stretch) 붙여야 한다(그림 8.9).

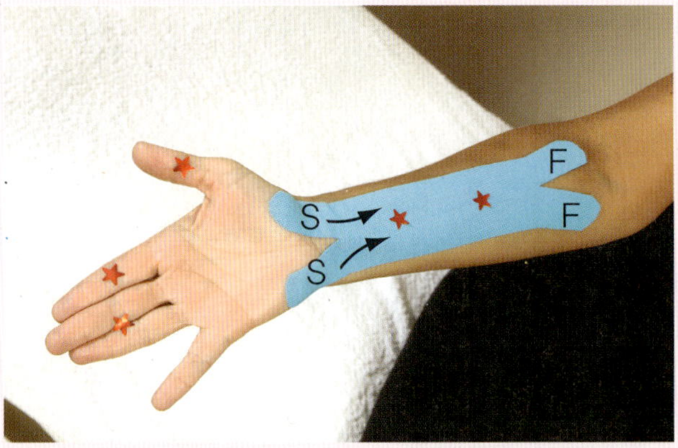

그림 8.9 테이프를 적용시켜 수근관증후군(Carpal tunnel syndrome)의 증상을 줄여준다.

2. 열을 발생시켜 접착효과를 높여 준다.

교차증후군 (Intersection syndrome)과 디쿼베인 건초염 (De Quervain's Tendinosis)

키네시오로지 테이핑이 도움을 줄 수 있는 경우는 2가지 특정 조건이 있다. 첫 번째 손상은 조정선수들(rowers)에서 자주 발생하는 '페더링 손(feathering hand)'으로 노를 젓는 동안 휘어젓기(Sweep stroke)방법을 사용할 때 발생하는 교차 증후군(intersection syndrome)과 두 번째로 짧은 엄지폄근(단무지신근, Ex tensor pollicis brevis)과 긴 엄지모음근(장무지외전근, Abductor pollicis longus)에 의해 발생하는 디쿼베인 건초염(De Quervain's Tendinosis)이다. 그림 8.10은 손목의 두 가지 상태를 보여준다.

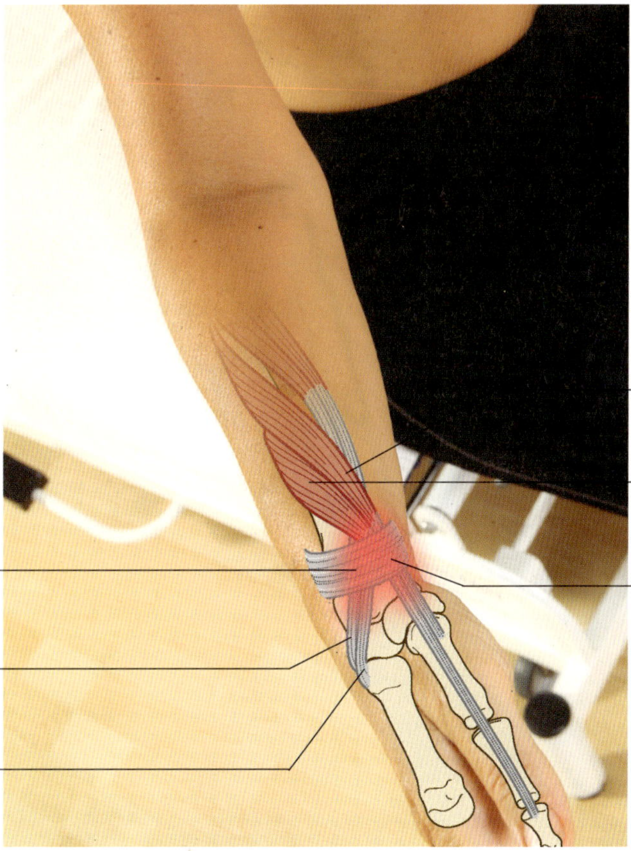

그림 8.10 디쿼베인 건초염(De Quervain's Tendinosis)과 교차증후군(Intersection syndrome)

1. 환자에게 손목을 자측편위(척측편위, Ulnar deviation) 시켜 엄지손가락 힘줄이 약간 신장(Stretch)되도록 자세를 취한다. 작은 'I' 스트립을 사용하여 약간 늘려서 첫 번째 손허리손가락관절(중수지절관절, Metacarpo phalangeal joint, MCP)에서 시작하여 엄지의 힘줄(Tendon)과 통증부위를 따라 붙인다(그림 8.11).

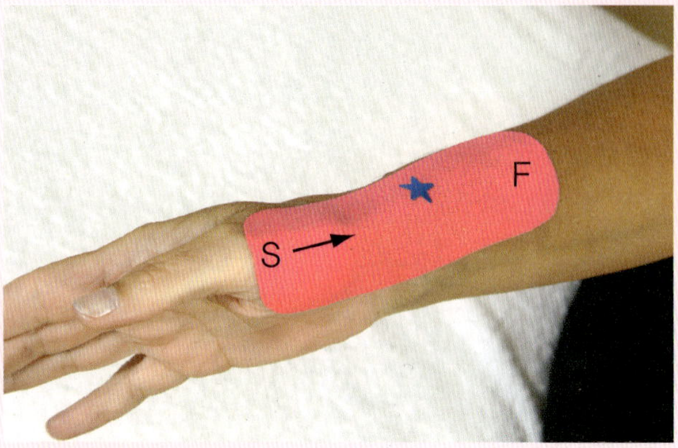

그림 8.11 첫 번째로 'I' 스트립으로 엄지의 힘줄(Tendon)을 따라 붙인다.

2. 다른 작은 'I' 스트립을 사용하여 75-100%정도 늘려서 통증부위를 교차한다(그림 8.12).

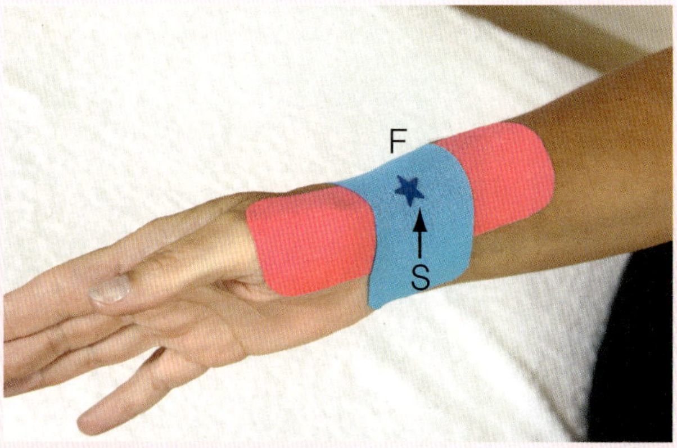

그림 8.12 두 번째로 통증부위에 교차시켜 적용하여 압력을 제공한다.

9

부종(종창)조절을 위한 키네시오로지 테이핑 방법

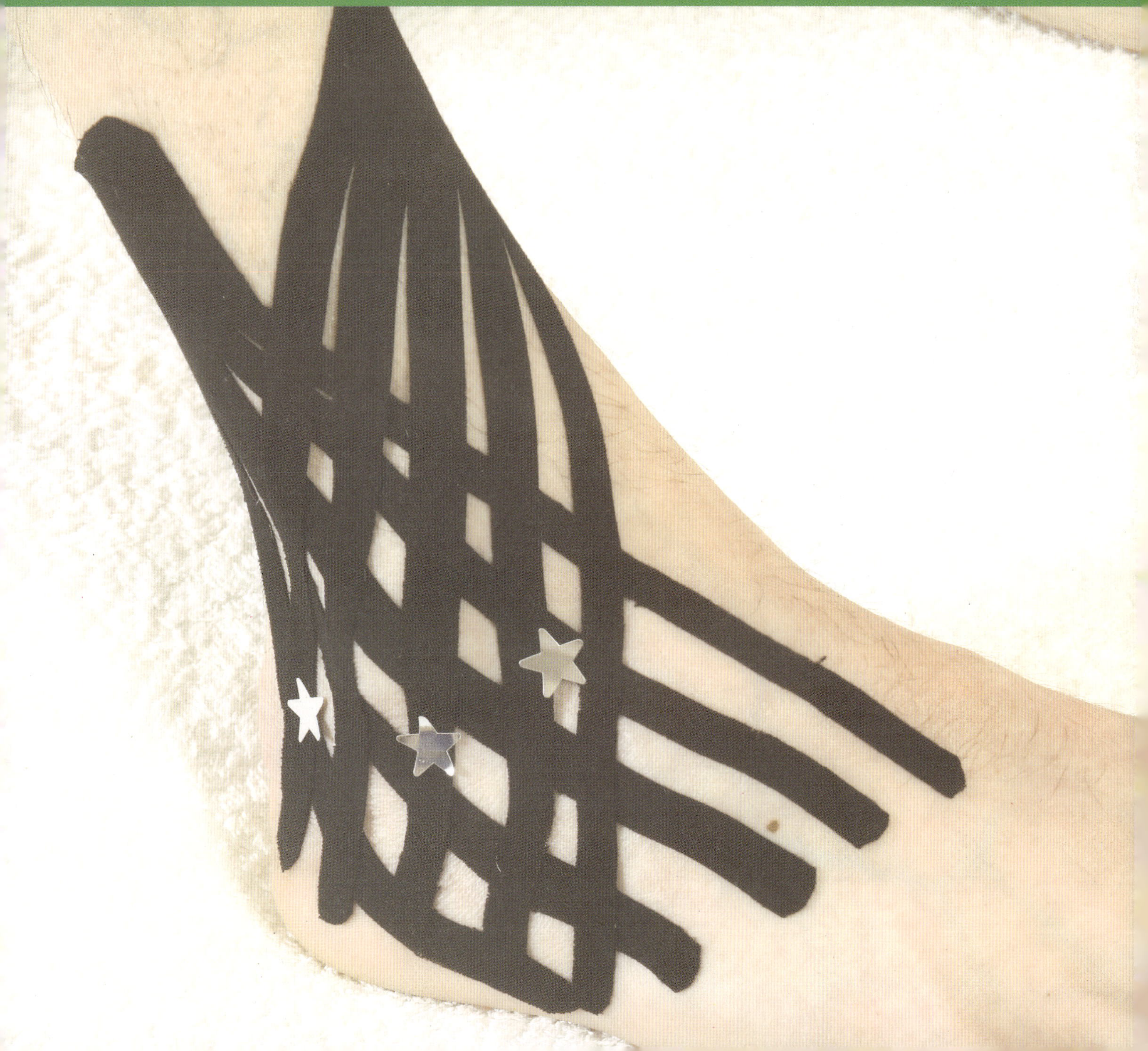

림프 시스템 (Lymphatic System)

림프시스템(Lymphatic System)은 특별한 단방향 시스템으로 일반적인 신체의 '배출(drainage)' 을 담당하고 있다. 이것은 순환 시스템의 일부이며, 기관의 네트워크를 형성하는 림프관과 림프절로 구성되어 있다(그림 9.1). 림프계는 '림프(lymph)' 라는 핏기 없는 투명한 액체를 다시 심장쪽으로 순환시킨다. 이 시스템은 사이질액(긴질액, Interstitial fluid)제거를 포함하여 다양한 기능을 하고 대부분의 신체조직에 축적되고 세포외액(Extracellular fluid)은 림프액과 같이 혈관을 통해 다시 심혈관시스템으로 다시 되돌아간다.

순환시스템에서 기본적인 림프액 반환 경로는 림프절을 통해 강제로 걸러질 수 있도록 되어 있다. 이 림프절 내에는 '림프구(lymphocytes)' 라는 특수한 백혈구가 있으며, 림프절 내에서 포획된 모든 유해 미생물을 파괴하는 역할을 한다. 림프구 세포 또한 림프액과 함께 림프절에서 혈류로 다시 흘러들어간다. 림프계의 또 다른 기능은 소화기관에서 흡수한 지방질을 정맥순환까지 운반하는 것이다.

다음에 나오는 키네시오로지 테이핑 방법은 연부조직 내에 축적 된 부종(odema)/종창(swelling)을 감소시키는데 도움을 줄 수 있는 아주 좋은 방법이다. 나는 동료 여성 물리치료사를 치료한 적이 있는데 그는 유방 절제술(mastectomy) (유방제거; breast removal)을 받은 적이 있고, 또한 재발을 방지하기 위해 그녀의 겨드랑이 림프절의 일부를 제거 하였다. 이 환자는 림프절을 제거함으로써 간헐적인 팔의 팽창에 의해 그녀를 고통스럽게 했다. 그녀의 부어있는 팔에 특별한 모양의 키네시오로지 테이핑을 적용하였고 짧은 시간 내에 부종과 통증 감소가 나타났다.

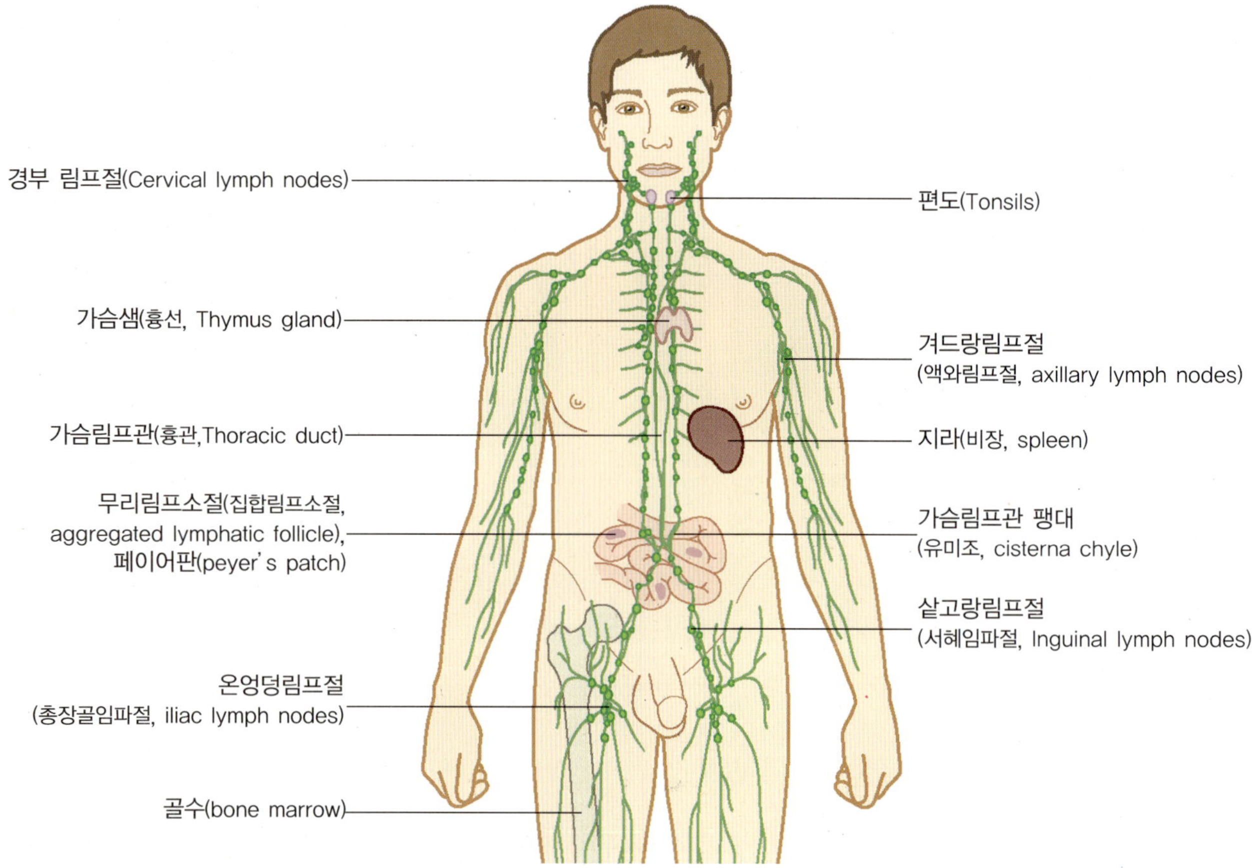

그림 9.1 림프 시스템의 그림

Tsai 등(2009)은 '림프부종(lymphedema)과 관련 있는 유방암환자에게 충혈을 완화시키는 림프치료로 붕대 대신 키네시오로지 테이핑으로 대체할 수 있는가?' 라는 의문을 가지고 연구 하였다. 그 연구에서 키네시오로지 테이핑으로 대체하여 부종/종창이 유의하게 감소하였으며, 또한 테이핑이 붕대보다 착용시간이 더욱 오래가며, 이용하는 어려움도 적어 보다 편안함과 편리함을 보였다. 추가로, Bialoszewski 등(2009)은 하지의 부종을 줄이기 위한 키네시오로지 테이핑의 임상적 효과를 조사하였다. 결과는 표준화 처리그룹(standard treatment group)보다 키네시오로지 테이핑을 적용한 그룹의 허벅지 둘레가 통계학적으로 유의한 감소가 나타났다.

키네시오로지 테이핑 요법은 모두 모양이 매우 유사하다. 기본원리와 응용방법을 배우면 이러한 방법을 통해 환자 신체 어딘가의 조직 밑에 부종이 생기면 효과적으로 조절할 수 있을 것이다.

환자 중 한명은 옥스퍼드 대학에서 조정코치로 근무하고 있다. 그녀의 직업은 지속적으로 움직이며 활동하는 직업으로 인해 오른쪽 무릎 전체를 수술을 했고, 그 때문에 무릎 부분에 규칙적으로 부종이 발생하였다. 오랜 치료기간 후, 내가 그녀에게 적용했던 정골요법(osteopathy), 침술(acupuncture), 운동치료(sports therapy)와 같은 모든 물리치료 방법과 키네시오로지 테이핑 방법을 적용했을 때 키네시오로지 테이핑이 통증과 부종의 감소에 가장 효과적이었다. 왜?(why?) 키네시오로지 테이프의 가장 다른 점은 24시간 중 7시간씩 최대 5일간 지속되며 특히 그녀가 잠자고 있는 동안 효과적이었다. 나는 키네시오로지 테이핑 강의 시간동안 나의 학생들에게 이러한 치료방법들을 배움으로써 선수들과 환자들에게 이런 치료를 해주면 그들의 삶의 질이 더욱 향상될 수 있다고 말하고 있다.

수업 시간 중에 시간에 대해 언급할 때 나는 정골의학자가 되기 위해 많은 돈과 나의 삶에서 5년을 소비했으나, 나의 환자와 운동선수들에게 단순히 키네시오로지 테이프만 적용했는데 내가 5년 동안 배운 치료 방법보다 효과가 더욱 있었다고 말한다. 이 내용은 일반적으로 학생들을 웃기며 즐겁게 하지만, 키네시오로지 테이핑 방법을 환자에게 사용하기 시작하면 학생들은 나의 의견에 동의를 한다.

앞서 언급 한 바와 같이, 다음의 테이핑 방법은 신체부분에 적용할 때 적용 부위의 외형과 유사하게 테이핑 형태를 만들어야 한다. 키네시오로지 테이핑 방법은 일반적으로 'I' 스트립을 자른 후 테이프를 동등하게 다섯 개의 꼬리가 나오게 자르며, 나는 이것을 '손가락(fingers)' 이라고 부른다(그림 9.2). 또한 테이프를 네 손가락이나 다섯 손가락으로 만들 수 있지만, 개인적인 경험으로 다섯 손가락을 사용 했을 때 더 효과를 보았고 개인의 취향에 따라 적용 할 수 있다. 이 테이프 조각을 이제부터 '부채(fan)' 라고 부를 것이다. 옷을 입고 벗을 때 테이프가 걸려 떼어지지 않게 각 손가락 끝 부분을 둥글게 잘라 준다. 테이프의 '패드(pad)(시작부위)' 부분은 손가락 부분보다 림프절(lymphatic nodes)을 향해 붙인다.

신체 조직을 스트레칭 하지 않으며 키네시오로지 테이핑을 늘리지 않은(no stretch) 상태로 부종부위에 테이핑을 올려 놓는다. 그러나 나는 테이핑을 적용하기 전에 환자가 불편한 것이 없으면 발목과 무릎을 약간 스트레칭 시킨 상태를 유지 한다. 이 책 앞부분에서 언급 했던 말을 기억해라 '종창은 압박의 원인이고 압박은 통증을 유발한다.'

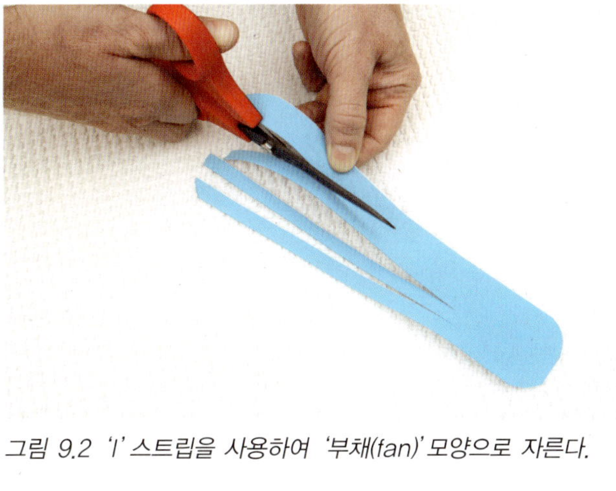

그림 9.2 'I' 스트립을 사용하여 '부채(fan)' 모양으로 자른다.

발목 부종 (Ankle Oedema)

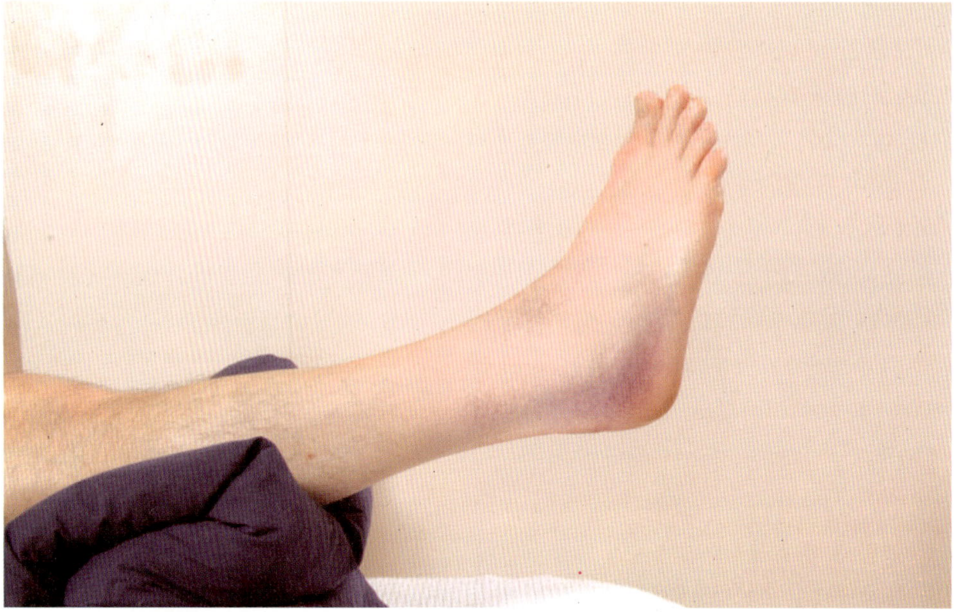

그림 9.3 발목관절(족관절, ankle joint)에서 일반적인 종창(swelling)부위

1. 환자에게 약간의 움직임이 필요하며 발목을 안쪽번짐(내번, Inversion)하여 약간 신장 되도록 독려한다. 그러나 통증으로 인해 움직이기 힘들 때 늘리지 않은 상태로 간단하게 키네시오로지 테이핑을 적용한다.

2. 첫 번째 테이핑을 늘리지 않은 상태로 가쪽복사뼈(외측과, 먼쪽 종아리뼈, lateral malleolus) 위 가쪽에 패드 부분을 붙여 손가락을 종창부위와 교차하여 붙인다(그림 9.4).

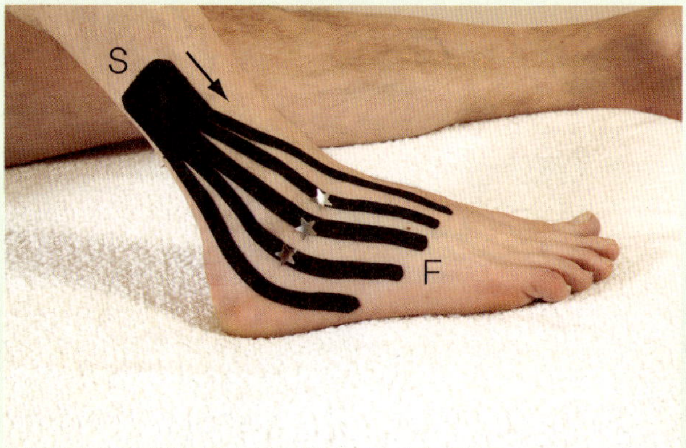

그림 9.4 첫 번째로 각각의 손가락을 늘리지 않은 상태에서 종창(Swelling)부위를 교차한다.

3. 두 번째 테이핑은 늘리지 않은 '부채(fan)' 모양 테이핑을 이용하여 안쪽 위에서 가쪽복사뼈(외측과, lateral malleolus)방향으로 각 손가락을 첫 번째 테이핑과 교차하게 붙여 '격자' 모양을 만든다(그림 9.5).

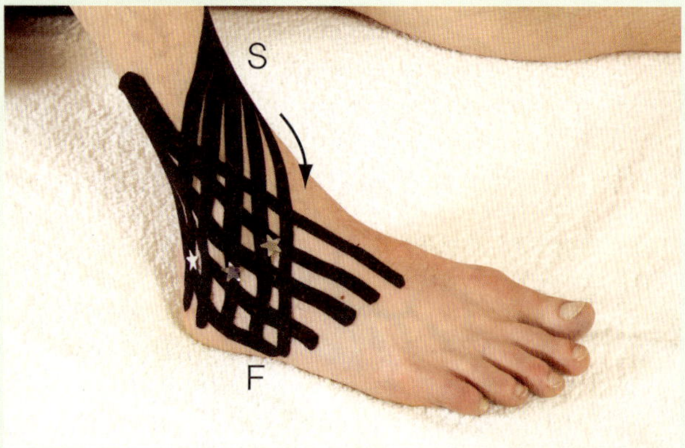

그림 9.5 두 번째로 키네시오로지 테이프를 첫 번째 테이프와 교차하여 붙인다.

4. 열을 발생시켜 접착효과를 높여주며 손가락이 들려 떨어지지 않도록 주의한다.

무릎 부종 (Knee Oedema)

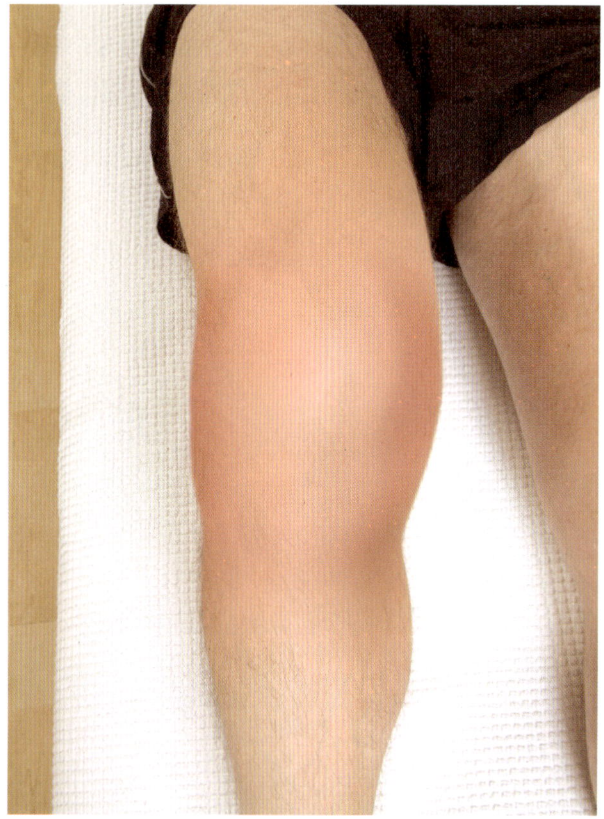

그림 9.6 무릎관절(슬관절, Knee joint)의 종창(Swelling)

1. 무릎을 굽힘(굴곡, Flexion)시켜 첫 번째 부채 모양을 허벅지 아래쪽(lower thigh) 내측부터 손가락을 늘리지 않고 무릎에 살포시 놓는다(그림 9.7).

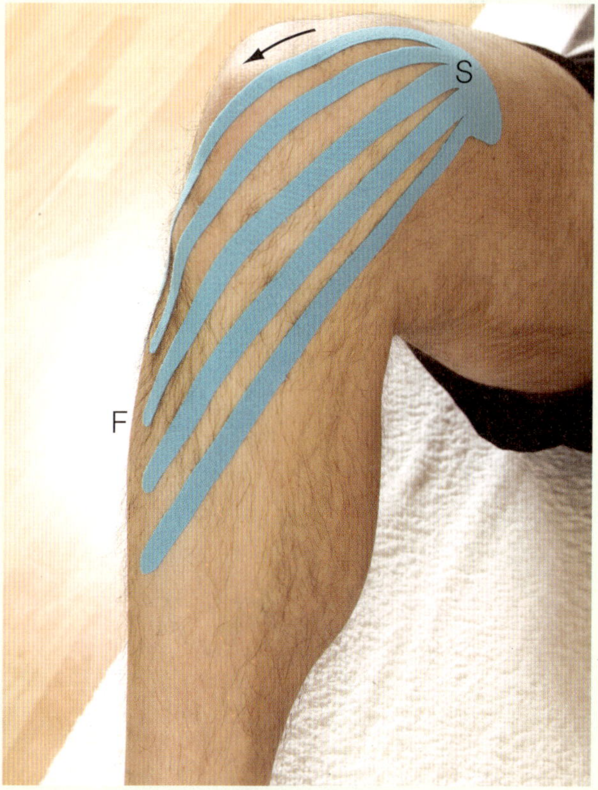

그림 9.7 첫 번째 '부채(fan)' 모양 테이프를 무릎을 지나도록 적용한다.

2. 같은 방식으로 이번엔 허벅지 아래쪽 외측에서 첫 번째 테이프와 교차하도록 살포시 놓는다 (그림 9.8).

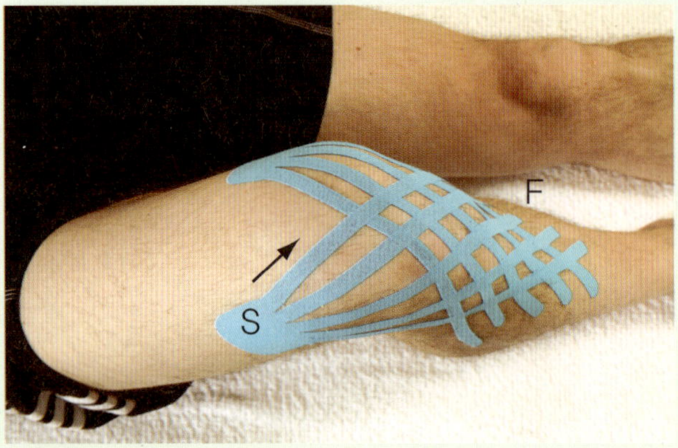

그림 9.8 두 번째 '부채(fan)' 모양 테이프를 이용해 첫 번째 테이핑과 교차하도록 놓는다.

허벅지(Thigh)의 혈종(Haematoma)/부종(Oedema)

간단한 타박상 또는 '넙다리네갈래근 타박상(dead leg)'로 설명 하는 경우 실제로 '근육사이혈종(근간혈종, Intramuscular haematoma)'임을 고려할 수 있다. 만약 이 증상을 치료하지 않거나 올바르게 치료하지 않을 경우 '화골성 근염(myositis ossificans)'과 같은 복합적 증상으로 발전할 수 있다. 이 화골성 근염은 이름에서 보여주는 바와 같이 근육과 같은 연부조직을 골화 될 수 있는 잠재성을 가지고 있으며 이러한 상황은 꼭 피해야 한다. 다음에 환자가 '넙다리네갈래근 타박상(dead leg)'으로 내원을 한다면 더욱 심각하게 받아들여야 할 것이다.

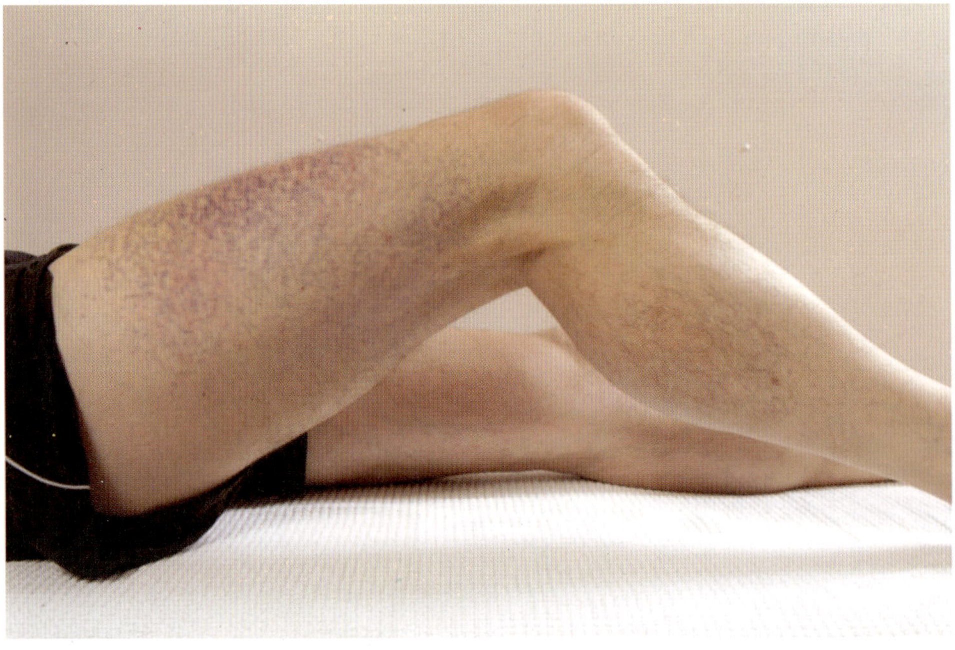

그림 9.9 앞(anterior)/바깥(lateral)쪽 허벅지(thigh)의 혈종(Haematoma)/ 부종(Oedema)을 보여준다.

1. 무릎을 약간 굽힘(굴곡, Flexion)시켜 넙다리네갈래근(대퇴사두근, Quadriceps)이 약간 스트레칭된 자세를 취한다. 첫 번째 부채모양을 늘리지 않은 상태로 상부 허벅지(upper thigh) 가쪽에서부터 하부 허벅지 안쪽까지 손가락을 붙인다(그림 9.10).

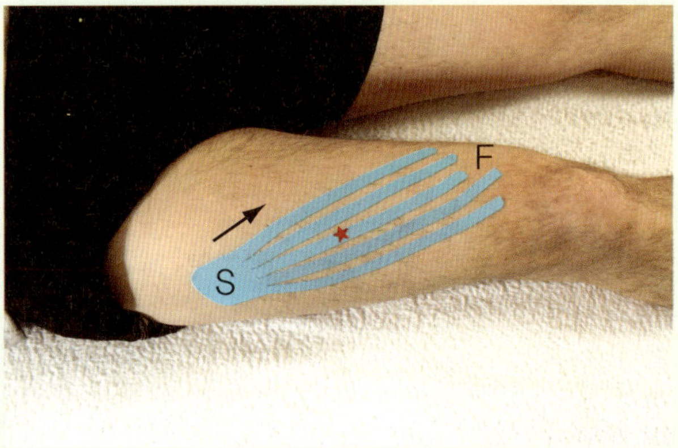

그림 9.10 첫 번째 '부채'로 혈종(Haematoma)을 가로 지른다.

2. 상부 허벅지(upper thigh) 안쪽에서부터 하부 허벅지 바깥쪽까지 위 방법을 반복하여 첫 번째 테이프를 교차하여 적용한다(그림 9.11).

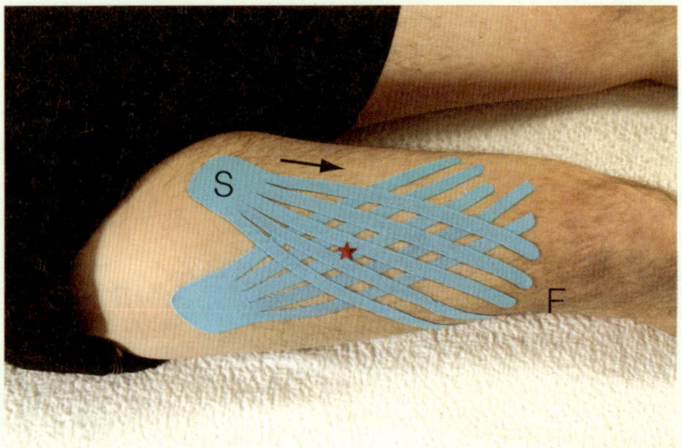

그림 9.11 두 번째 '부채'로 첫 번째와 교차하여 적용한다.

3. 열을 발생시켜 접착효과를 높여 준다.

아래팔 부종 (전완 부종, Forearm Oedema)

나는 아일랜드에서 키네시오로지 테이핑 코스에서 처음으로 이 방법을 보여주었다. 프로 오토바이 선수에게 아래팔의 '근육 펌핑(muscular pump)'이라고 불리워지는 상태를 예방하기 위한 방법으로 매 시합 전에 물리치료사가 사용할 수 있도록 테이핑 방법을 보여주었다. 이 방법은 '구획 증후군(compartment syndrome)'으로 인해 아래팔 굽힘근(전완 굴곡근, Forearm Flexion)의 통증을 감소시키는데 효과적이며 나는 옥스퍼드 대학교 조정선수들에게 이 방법을 자주 사용하였다.

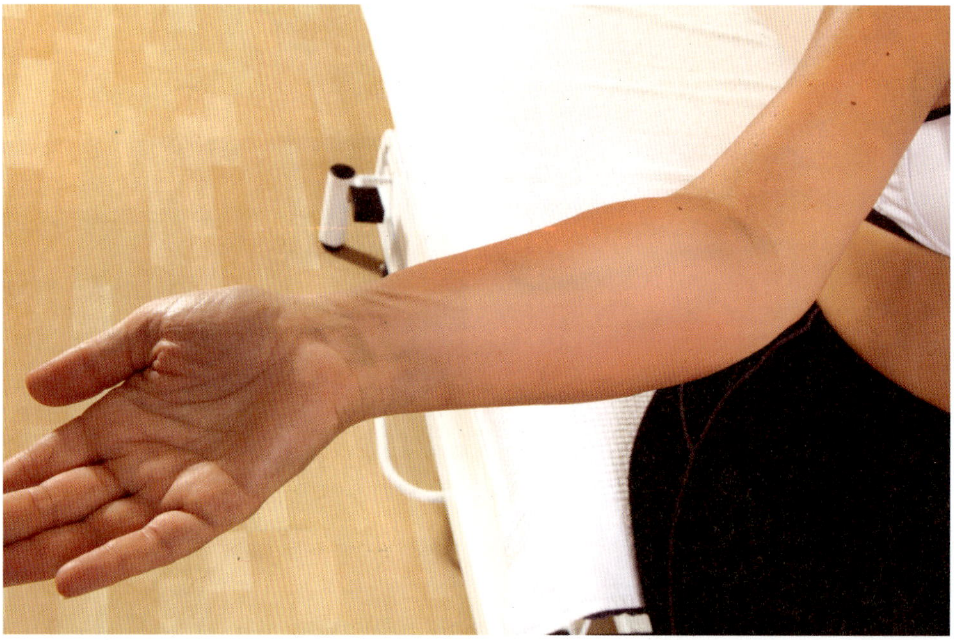

그림 9.12 굽힘근(굴근, Flexion)의 종창/구획증후군(compartment syndrom)

1. 손목(Wrist)과 팔꿈치(elbow)를 펴(신전, Extension)시키고 첫 번째 부채모양으로 아래팔(전완, Forearm)의 바깥쪽 측면에서부터 굽힘근(굴근, Flexion)을 향해 늘리지 않은 상태로 손가락을 놓는다(그림 9.13).

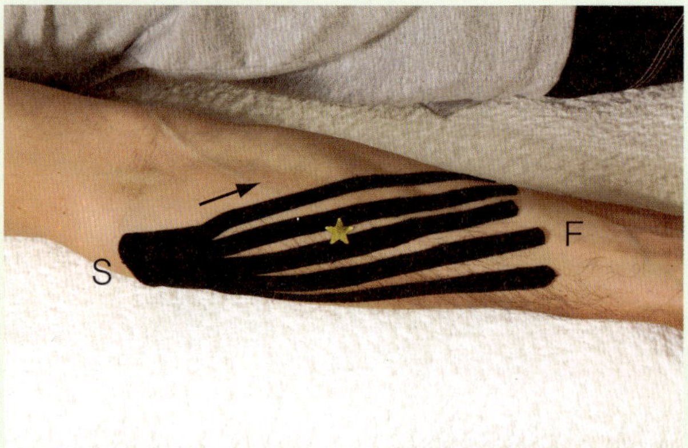

그림 9.13 첫 번째로 '부채'를 아래팔 굽힘근(전완 굴곡근, Forearm Flexion)에 적용한다.

2. 이번에는 아래팔(전완, Forearm)의 안쪽 측면에서부터 위의 방법을 반복하여 첫 번째 테이프와 교차하도록 손가락을 놓는다(그림 9.14).

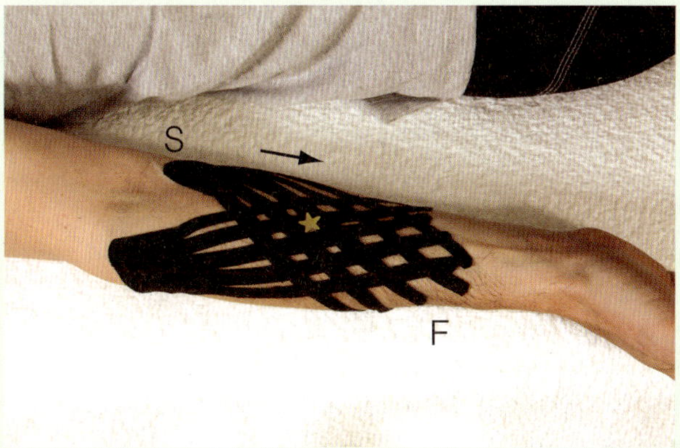

그림 9.14 두 번째 '부채'를 이용하여 첫 번째 테이프와 교차하게 적용한다.

3. 열을 발생시켜 접착효과를 높여 준다.

어깨관절 (견관절, Shoulder) 부종 (Oedema)

어깨관절(견관절, Shoulder) 부종(Oedema)은 발목관절(족관절, Ankle)과 비교하여 매우 보기 드물다. 만약 환자의 어깨 한 부분에 국한되는 통증이 아니라면 이 방법은 종창과 통증을 감소시키는데 매우 효과적일 것이다(그림 9.15). 우리가 일반적으로 '오십견(frozen shoulder)'으로 알려진 '유착성 관절낭염(capsulitis)' 환자는 어깨 관절낭의 영향으로 어깨전체의 통증으로 느낀다. 이럴 때 경험상 테이핑 방법은 환자에게 많은 도움을 줄 수 있다.

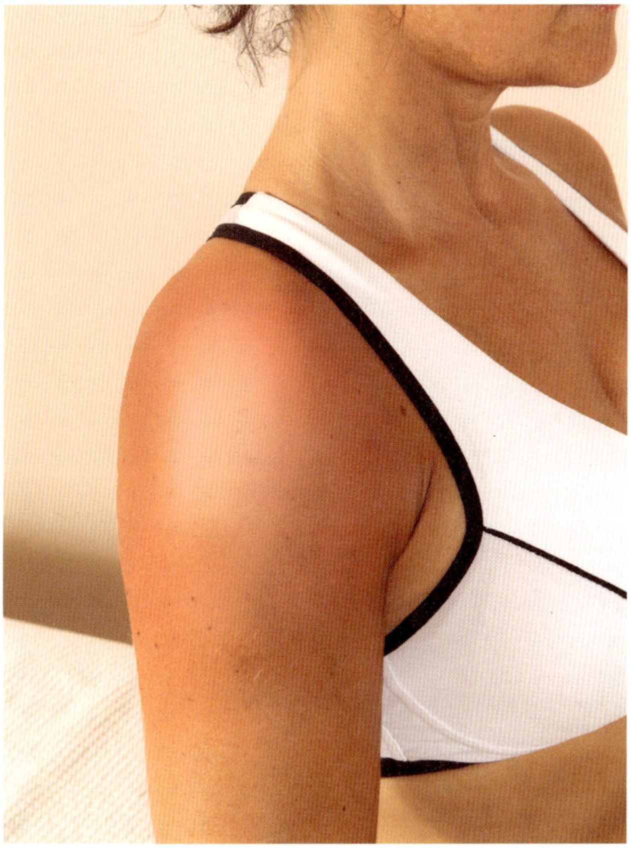

그림 9.15 일반적인 어깨관절의 종창(Shoulder swelling)

1. 환자의 어깨 근육이 스트레칭 되지 않도록 팔을 몸 옆에 붙인다. 첫 번째 부채 모양 테이프를 이용하여 늘리지 않고 부리돌기(오구돌기, coracoid process)근처에서 손가락을 어깨의 통증부위를 지나 어깨를 감싸게 놓는다(그림 9.16).

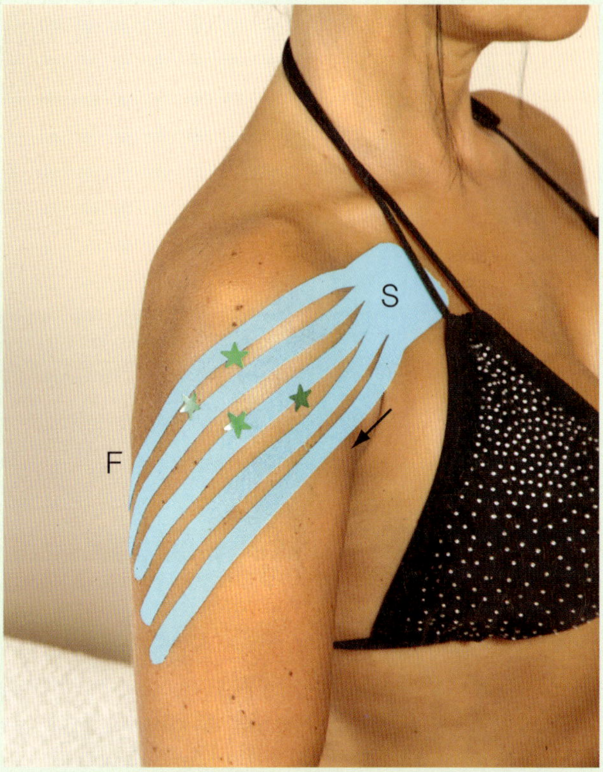

그림 9.16 첫 번째 '부채'를 이용하여 어깨관절(견관절, Shoulder)의 앞쪽을 지나도록 적용한다.

2. 이번에는 어깨의 뒤쪽에서부터 위와 동일한 방법을 반복하여 첫 번째 테이프와 교차하여 놓는다(그림 9.17).

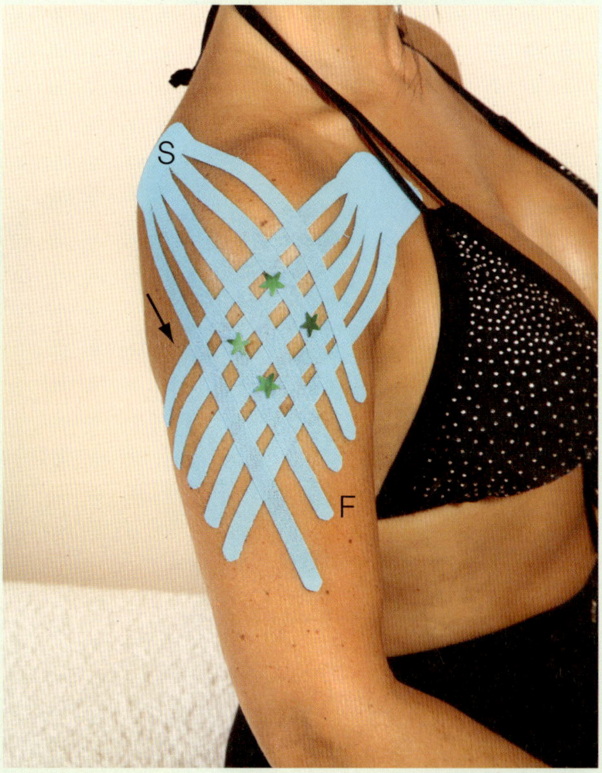

그림 9.17 두 번째 '부채'를 이용하여 첫 번째 테이프와 교차하게 적용한다.

3. 열을 발생시켜 접착효과를 높여 준다.

참고문헌 (Bibliography)

Aminaka N, Gribble PA 2008. Patellar taping, patellofemoral pain syndrome, lower extremity kinematics, and dynamic postural control. *Journal of Athletic Training* 43(1):21–28.

Bialoszewski D, Wozniak W, Zarek S 2009. Clinical efficacy of kinesiology taping in reducing edema of the lower limbs in patients treated with the Ilizarov method. *Orthopaedic Traumatology Rehabilitation* 11(1):46–54.

Bicici S, Karatas N, Baltaci G 2012. Effect of athletic taping and Kinesio Taping on measurements of functional performance in basketball players with chronic inversion ankle sprains. *The International Journal of Sports Physical Therapy* 7(2):154–66.

Capobianco S, van den Dries G 2009. *Power Taping, 2nd edn*, Rocktape inc., USA.

Castro-Sanchez AM, Lara-Paloma IC, Mataran-Penarrocha GA et al. 2012. Kinesio Taping reduces disability and pain slightly in chronic non-specific low back pain: a randomised trial. *Journal of Physiotherapy* 58(2):89–95.

Chen PL, Hong WH, Lin CH et al. 2008. Biomechanics effects of Kinesio Taping for persons with patellofemoral pain syndrome during stair climbing. *Biomedical* 21:395–97.

Earls J, Myers T 2010. *Fascial Release for Structural Balance*. Lotus Publishing, Chichester, UK/North Atlantic Books, Berkeley, USA.

Fratocchi G, Mattia FD, Rossi R et al. 2012. Influence of Kinesio Taping applied over biceps brachii on isokinetic elbow peak torque. A placebo controlled study in a population of young healthy subjects. *Journal of Science and Medicine in Sport* 16(3): 245–49.

Gibbons J 2011. *Muscle Energy Techniques: A Practical Guide for Physical Therapists.* Lotus Publishing, Chichester, UK/North Atlantic Books, Berkeley, USA.

Gonzalez-Iglesias J, Fernandez-de-les-Penas C, Cleland J et al. 2009. Short term effects of cervical kinesiology taping on pain and cervical range of motion in patients with acute whiplash injury: a randomized clinical trial. *Journal of Orthopaedic and Sports Physical Therapy* 39(7):515–21.

Hsu YH, Chen WY, Lin HC et al. 2009. The effects of taping on scapula kinematics and muscle performance in baseball players with shoulder impingement syndrome. *Journal of Electromyography and Kinesiology* 19(6):1092–99.

Huijing P 2009. Epimuscular myofascial force transmission: a historical perspective and implications for new research. *Journal of Biomechanics* 42:9–21.

Huijing P, Baan G 2008. Myofascial force trsnsmission via extramuscular pathways occurs between antagonistic muscles. *Cells Tissues Organs* 188:400–14.

Karatas N, Bicici S, Baltaci G et al. 2011. The effect of kinesio tape application on functional performance in surgeons who have musculo-skeletal pain after performing surgery. *Turkish Neurosurgery* 22(1):83–89.

Kase K, Tatsuyuki H, Tomoko O 1996. *Development of Kinesio Tape. Kinesio Taping Manual.* Kinesio Taping Association 6:117–18.

Kase K, Wallis J, Kase T 2003. *Clinical Therapeutic Applications of the Kinesio Taping Method, 2nd edn.* Ken Ikai Co. Ltd, Tokyo

Kaya E, Zinnuroglu M, Tugcu I 2010. Kinesio Taping compared to physical therapy modalities for the treatment of shoulder impingement. *Clinical Rheumatology* 30(2):201–7

Kremler E, van de Port I, Backx F et al. 2011. A systematic review on the treatment of acute ankle sprain: brace versus other functional treatment types. *Sports Medicine* 41(3):185–97.

KT Tape: http://www.kttape.com; http://www.kttapeeurope.com/; http://kt-tape.ee/eng/kttape.aspx; (last accessed November 2013).

Lee JH, Yoo WG, Lee KS 2010. Effects of head–neck rotation and Kinesio Taping of the flexor muscles on dominant hand grip strength. *Journal of Physical Therapy Science* 22:285–89.

Lee JH, Yoo WG, Lee KS 2012. Treatment of chronic Achilles tendon pain by Kinesio Taping in an amateur badminton player. *Physical Therapy in Sport* 13:115–19.

Lee YY, Chang HY, Chang YC et al. 2012. The effect of applied direction to Kinesio Taping in ankle muscle strength and flexibility. *30th Annual Conference in Biomechanics in Sports*, Melbourne, Australia.

Merino R, Mayorga D, Fernandez E et al. 2010. Effect of Kinesio Taping on hip and lower trunk range of motion in triathletes. *Journal of Sport and Health Research* 2(2):109–18.

Morris D, Jones D, Ryan H 2013. The clinical effects of Kinesio® Tex taping: a systematic review. *Physiotherapy Theory and Practice* 29(4):259–70.

Murray H, Husk L 2001. Effect of Kinesio Taping on proprioception in the ankle. *Journal of Orthopaedics & Sports Physical Therapy* 31:A–37.

Myers TW 2009. *Anatomy Trains: Myofascial Meridians for Manual and Movement Therapists.* Churchill Livingstone/Elsevier, Edinburgh.

Rocktape: http://rocktape.net; http://rocktape.com; (last accessed November 2013).

Schleip R, Findley TW, Chaitow L et al. 2012. *Fascia: the Tensional Network of the Human Body.* Churchill Livingstone/Elsevier Edinburgh.

Sporttape: http://www.sporttape.co.uk; (last accessed November 2013).

Thelen MD, Dauber JA, Stoneman PD 2008. The clinical efficacy of Kinesio Tape for shoulder pain: a randomized, double-blinded, clinical trial. *Journal of Orthopaedic & Sports Physical Therapy* 38(7):389–95.

Tiger K Tape: http://www.tigertapes.com; (last accessed November 2013).

Tsai CT, Chang WD, Lee JP 2010. Effects of short-term treatment with kinesiotaping for plantar fasciitis. *Journal of Musculoskeletal Pain* 18:71-80.

Tsai HJ, Hung HC, Yang JL 2009. Could kinesio tape replace the bandage in decongestive lymphatic therapy for breast-cancer related lymphedema? *Support Care Cancer* 17(11):1353–60.

Vithoulka I, Beneja A, Malliou P et al. 2010. The effects of Kinesio Taping on quadriceps strength during isokinetic exercises in non athlete women. *Isokinetics and Exercise Science* 18:1–6.

Yoshida A, Kahanov L 2007. The effect of Kinesio Taping on lower trunk range of motions. *Research in Sports Medicine: An International Journal* 15(2):103–12.